SEKAISHISO SEMINAR

# 医療社会学のフロンティア

## 現代医療と社会

黒田浩一郎 編

世界思想社

# まえがき

この本は、医療社会学の論文集である。

社会学から健康と病気、保健と医療といった現象を扱う分野は「医療社会学」とか「健康と病気の社会学」などと呼ばれている。この分野についての、この本の編者を幹事とする研究会があり、大阪で毎月約二回の割合で定例研究会を開催している。「社会学と医療」研究会と称し、活動をはじめて一〇年ほどになる（研究会は医療の社会的側面に関心のあるすべての人々にオープンしている。研究会の連絡先は巻末の「執筆者紹介」にある）。その活動の一環として、これまで二冊の本を出版してきた。『現代医療の社会学』（世界思想社、一九九五年）と『医療神話の社会学』（世界思想社、一九九八年）である。そして、本書は、「社会学と医療」研究会が出版する三冊目の（そしておそらく最後の）本ということになる。

今回は、医療社会学に関するものという以外は、とくに統一的なテーマを設定せずに、研究会のメンバーから執筆者を募った。執筆者は、それぞれの専攻領域について、日本および外国の最新の研究動向を踏まえて、各自の研究・調査に関して執筆する、というのが条件であった。これを通して、社会学からの医療研究の意義と可能性を追求するというのが本書のねらいである。タイトルを『医療社会学のフロンティア』とした所以である。本書がその名に値するものかどうか、ねらいどおりのことができているかどうかは読者の判断にゆだねたい。

ここで、本書の構成について述べておこう。本書は、次のように、大きく三つの部からなる。そして、それぞれの部には、二〜四本の論文が収められている。

第Ⅰ部「医療社会学の視座」では、社会学が医療にアプローチする際に、医療についてどのような前提をおくのか、医療のどのような側面に注目するのか、に関する論文が集められている。そのうち、黒田論文（第1章「医療社会学の前提」）では、医療社会学が病気と医療についておく前提を徹底的に自覚化・明示化することを通して、医療社会学がこれらの現象の認識にどのように新たな地平を開きうるかが検討されている。美馬論文（第2章「史的システムとしての近代医療」）では、近代医療を、病気の治療に志向し、病院という施設とそこにおける医師を中心に展開される様式と、健康維持や疾病予防に志向し、地域に生活する住民を対象とする様式の、二つの様式に分ける。そして、世界史的に見ると、つまり、ヨーロッパに焦点を当て、その地を近代化の先駆者とするのではなく、むしろ、ヨーロッパを含めた世界全体に焦点を当て、植民地において展開された近代医療の方がヨーロッパのそれに先んじていたという視点から見ると、近代医療の二様式のうち、後者の方が近代医療のより普遍的な様式ではないか、ということが論じられる。

第Ⅱ部「科学・専門職・国家」では、今日の医療の与え手側について、とくにその中心的な特徴である、科学としての近代医学、専門職としての医師、国家の大規模な関与に関するものが集められている。佐藤論文（第3章「抗生物質という神話」）では、近代医学の成果とされるもののうち、人類の病気との戦いにもっとも貢献したとされている抗生物質がとりあげられる。その物質がどのように「発見」されたのか、そして、実際にいわれているほどの効果があったのか、が検討される。三島論文（第4章「医師とソーシャルワーカーの専門職化」）では、職業の専門化を目指した二つの職業、医師とソーシャルワーカーを比較している。前者は、米国においてもっとも専門職化に成功したとされる職業であり、後者は医師をモデルとして専門職化を目指しながら、それほどの成功を収めていない職業である。両者を比較することで、なぜ前者は成功し、後者は失敗したのかが考察される。小野論文（第5章「衛生行政政策の社会的機能」）では、明治初期の京都におけるゴミ処理政策をとりあげ、国家がその政策を通して、どのような社会と住民の構成を目指したのかが探究される。

第Ⅲ部「患者・新生児・女性・農村」では、今日の医療の受け手側に関するものが集められている。的場論文（第6章「現代日本における患者団体の機能」）では、今日、さかんに作られている患者団体について、なぜそれが作られるのかを、その団体が果たしうる機能に注目して検討している。梅澤論文（第7章「NICU（新生児集中治療室）の社会学」）では、新生児ICUについて、それが単に新生児の救命だけではなく、新生児の母親に母親としてのアイデンティティーを付与することを自らの課題とし、どのようにその課題を果たそうとするのかを、看護婦と母親へのインタビューを通して明らかにする。山本論文（第8章「『更年期』」）では、わが国において女性の閉経が「更年期障害」という病気として定義されてきた過程に注目し、そのような病気の「社会的構成」に対して、単に医学の側だけでなく、そのような定義を受容する女性たちの側からもアプローチしている。馬込論文（第9章「メディアで語られる健康」）では、全村あげての健康な村づくりに取り組み、理想的な医療が実現しているとされる沢内村をとりあげ、その村が、新聞というメディアの中で、医療のユートピアとしてどのように描かれてきたのかを分析することを通して、今日のわが国における医療の理想とその問題性を探り出そうとする。

最後に、世界思想社に対しては、この場を借りて、感謝の意を表したい。まず、今回も出版を引き受けていただいたことに対して。また、今回も、予定どおりには進まない執筆を辛抱強く見守っていただいたことに対して。さらに、今回も、最終原稿に驚嘆に値するほど徹底した校正を加えていただいたことに対して。とくに、本書担当の秋山洋一、田中奈保生の両氏には、ここにそのお名前を記して、執筆者一同の心からの感謝の意を伝えたいと思う。

二〇〇〇年一一月

編　者

医療社会学のフロンティア●目次

目次

目　次

# 第I部　医療社会学の視座

# 第1章　医療社会学の前提

黒田浩一郎

## 1　医療社会学の前提とは

### 「医療における社会学」対「医療についての社会学」

医療についての社会学からの研究は医療に関して何を明らかにすることができ、また、何を明らかにすべきなのか。これが本章の課題である。この課題を、医療社会学の既存の研究を参照しながら、そこでめざされていること、そしてその背後にある医療についての、しばしば暗黙の前提を明らかにすることによって果たしたいと思う。

このような課題に対する答えとして、これまでよく用いられてきたものに「医療における社会学」対「医療についての社会学」という二分法がある。この二分法の提唱者はR・ストラウスである

(R. Straus, "The nature and status of medical sociology," *American Sociological Review*, Vol. 22, 1957, pp. 200-204)。彼は、米国で医療社会学が社会学の一分野として確立されつつあった一九五〇年代の後半に、社会学者による医療に関する研究・調査としてどのようなものが行われているかを調べ、そこに大まかに二つの研究の傾向がみられるとした。それが、「医療における社会学（sociology in medicine）」と「医療についての社会学（sociology of medicine）」である。

前者は、医学教育や医学研究を含めた医療に役立つような社会学の知見や技法の応用であるのに対して、後者は医療という社会現象についての社会学の立場からの研究である。ストラウスによれば、前者は「しばしば多くの学問領域からの概念、技法、人材を含んだ、協同的な研究と教育」であるのに対して、後者は「行動のシステムとしての医療の、組織構造、役割関係、価値システム、儀礼、および機能といった要因の研究」である。

ストラウスは、この二つはしばしば両立しがたいとはいうものの、そのうち一方が他方より優れているとか、その優れている一方だけを社会学はめざすべきであるとか主張したわけではない。むしろ、社会学者が医療の世界でその必要性を認められるためには、「よいカメレオン」にならなければならないという。つまり、医療関係者の期待することや必要としていることに合致するように、自己の貢献できる領域を設定しなければならない、というのである。この臆面もない発言にアメリカ社会学の政治的なしたたかさを垣間見ることができる。

## 我が国および世界の医療社会学の動向

ところが、我が国では、一方で「医療における社会学」を、他の学問から十分にテイクオフしていない、学問の発展の未成熟な段階にあるもの、医療社会学がそこにとどまってはならない状態とみなし、他方で「医療についての社会学」を、他の学問から十分に独立した、学問の発展の成熟した段階にあるもの、医療社会学がめざすべき状態とみなす傾向がある。

山崎喜比古は、このような意味での「医療における社会学」対「医療についての社会学」の二分法の使用は、我が国における社会学からの医療研究の現状と将来を考える上で適切なものではないという（山崎喜比古「日本の『医療における社会学』への批判をめぐって」第24回日本保健医療社会学会大会発表、一九九七年五月三〇日、東京学芸大学）。彼によれば、我が国で近年、「医療を対象とする社会学」や「近代医療批判としての社会学」を標榜する者が、これまで主流であった「保健医療社会学」を「医療における社会学」として批判するけれども、この批判は、以下のような理由から的はずれである。

①「保健医療社会学」も、保健医療内部の支配的、伝統的な見方・考え方には批判的、対抗的な見方・考え方からアプローチしている（たとえば、社会モデルあるいは生物心理社会モデル）。

②日本では、「医療を対象とする社会学」の発展を「医療における社会学」の優位が阻害しているというよりも、全体として社会学からの医療研究は日本では未発達というのが現状である。

③保健医療に関する社会学からの研究は非常に多様であり、これらを分類し位置づけるのには「医療における社会学」対「医療を対象とする社会学」という二分法自体が不適切である。

筆者は、日本の医療社会学はこれまで主流であった「保健医療社会学」とは別のものをめざすべきだと考えるが、山崎のいうように、「保健医療社会学」を「医療における社会学」、それにかわってめざすべきものを「医療についての社会学」とか「医療を対象とする社会学」と表現するのは不適切だと思う。

そもそも「保健医療社会学」と称する研究のなかで、どのような研究に対して「それは『医療における社会学』だ」と批判したくなるかを考えてみると、ひとつには、社会学の発想、概念、研究方法が用いられていない研究に対してである。そして、そう批判したくなることは少なくない（「社会学」と銘打っているが、内容の、すべてとはいわないが、多くは社会学的ではないものとしては、野村拓・藤崎和彦『わかりやすい医療社会学』看護の科学社、一九九七年／北原龍二編『看護学生のための社会学』医学書院、二〇〇〇年）。しかし、これに対しては端的に「社会学ではない」というべきで、これを「医療における社会学」と呼ぶのは誤解のもとである。だが、このような研究を差し引いた、従来の「保健医療社会学」のなかで十分に社会学的な研究にも批判されるべき点があると思う。これについては、本章の最後で考察したい。

また、目を世界に転じると、「医療社会学（medical sociology）」「健康と病気の社会学（sociology of health and illness）」「保健社会学（sociology of health）」などと呼ばれる社会学からの医療研究が、近年、二つの対極的な研究動向に分化しつつあるようにみえる。ひとつは英国の社会学者を中心とするもので、専門誌でいえば『健康と病気の社会学（*Sociology of Health and Illness*）』（英国の Basil Blackwell 社発行）に掲載される論文にこの動向がよく表れている。もうひとつは米国の社会学者を中心とするもので、専門誌では『健康と社会行動誌（*Journal of Health and Social Behavior*）』（アメリカ社会学会発行）の論文にこの動向がよく表れている。本章では、この点について詳述する余裕はないが、筆者の立場は、どちらかといえば前者の英国を中心とするものにきわめて近い。

### パラダイムと背後仮説

本章の課題を繰り返すと、筆者がめざすべきだと考える医療についての社会学的研究とはどのようなものかを明らかにすることである。ところで、このような研究を特徴づけ、それを他の研究から区別するものは、中心となる概念や仮説や理論、あるいはそれらを実証するのに適切とされる研究・調査方法といったものではない。むしろ、研究の対象である医療について、その多様な側面のうち、研究者が医療の医療たるゆえんとか、医療の本質とかみなす側面ではないだろうか。

この点は、しかし、その学問や学派に属する研究者によってもしばしば暗黙に前提され、それゆえ自覚化されにくいものでもある。「パラダイム」（T・S・クーン、中山茂訳『科学革命の構造』みすず書房、一九七一年）とか「背後仮説」（A・W・グールドナー、岡田直之他訳『社会学の再生を求めて』新曜社、一九七八年）という用語が指し示しているのもこの点であろう。本章では、したがって、医療についてのめざすべき社会学的研究に関して、その暗黙の前提を徹底的に自覚化・言語化する作業を試みる。

なお、本章にはモデルがある。それは、D・マッツァの『逸脱者となること』（D. Matza, *Becoming Deviant*, Prentice-Hall, 1969）である。この本の前半でマッツァは、シカゴ学派、機能主義、レイベリング理論という、逸脱の社会学の領域で米国で順次主流となっていった三つの理論あるいは視座をとりあげ、それらのあいだの差異ではなく、むしろ、それらに通底する、逸脱現象についての共通の前提を抽出しようとする。マッツァが逸脱の社会学で行ったことを医療の社会学について行うことが本章の課題であるともいえる。

以下では、医療社会学が病気と医療について暗黙に前提としていることを、次の三つに整理して議論する。

①意味づけとしての病気…医療は、人びとによる、自己あるいは他者の心身の状態に対する「病気」という意味づけに基づいて行われるが、その意味づけは、多様であり、かつ、それら多様な意味づけは真偽や優劣の点で対等である。

②医療における対立・葛藤の遍在…医療の基本は、治療者と病者の相互作用であるが、それは潜在的に対立・葛藤に満ちたものであり、その相互作用は、今日の正統医療では、医師という専門職とクライエントとしての患者の相互作用というきわめて特殊な形態をとっている。

③逸脱としての病気、社会統制としての医療…病気は「逸脱的役割」のひとつのタイプであり、この役割には権利と義務が付随していて、人はときにはその権利ゆえに、この役割を引き受けることを求める。正統医療はそれに対する社会統制の仕組みであり、この「逸脱的役割」への人びとの就任と離脱をつかさどる制度である。

## 2　意味づけとしての病気

### 意味づけの多様性と対等性

人びとは、自己や他者の身体や精神の状態をいろいろと意味づける。そのなかには、美しいとか醜いとかいった、美醜にかかわるものもあれば、賢いとか愚かとかいった、知的能力にかかわるものもある。また、「身体や精神がふつうの状態ではなく、うまく働いていない」という意味づけもある。このような意味づけが、ここでいう『病気』という意味づけ」である。

人は、痛みや心身の不調・不快を感じるとき、熱があるとき、出血があるとき、あるいはからだがうまくあるいはまったく動かないとき、このような意味づけを行いやすい。そして、その意味づけは、次のものを含んでいる。つまり、いま自分はこれこれの状態にあり、これこれのことが原因でこのような状態になったのであり、これこれのことをすればもとの正常な状態に戻る、という意味づけである。

このような「病気」という意味づけは、ある特定の状態に対して、かならずしも一度だけ、しかも確信をもってなされるというものではない。というのは、自分の心身の異常にある意味づけをし、それに基づいて治療を試みるが、うまく治らないという場合には、別の意味づけが試みられるからである。

また、人は、ほとんどの場合、自分だけで意味づけを行うのではなく、他の人びとと相談しながら意味づけを行っているからである。ここでいう「他の人びと」のなかには、自分の家族や知り合いだけでなく、病気に関する本やその他のマスメディア、病気について専門的な知識をもっているとみなされている人（たとえば医師）なども含まれる。人は、このような「他の人びと」の意見を求め、それを取捨選択しながら意味づけを行っているが、「他の人びと」の意見が一致するとはかぎらない。

また、人が「病気」という意味づけをなすとき、そこに、病気についての、ある程度の一般性と体系性をそなえた知識が動員される。このような知識は、人から教えられたり、学校や本を通して学習されたり、経験を通して修正されたりする。人は、このような病気についてのまとまった知識をもっており、それを自己または他者の心身の状態に対して当てはめながら意味づけを行う。

さて、医療社会学の第一の前提には、このような、ある特定の心身の状態に対する「病気」という意味づけ、およびそこにもち込まれる病気についての知識が、ひとつ以上あること、そして、これら複数の意味づけのあいだで、どれが正しく、どれがまちがっているとか、どれにしたがうべきで、どれにしたがってはならないとかいった判断をしない、ということが含まれている。換言すれば、それら複数の意味づけは、真偽の点でも望ましさの点でも、対等であり、優劣がつけられないという前提である。

これは、ある意味では「非常識」な前提である。なぜなら、実際の生活において、このような前提に立って病気に臨むとすれば、自分の状態に対して、家族のいうことも、医師のいうことも、あるいは他の誰がいうことも、いずれも正しく、このうち誰のいうことにしたがうのがいいかを決めることは原理的にできない、ということになるからである。医療社会学はこのような「非常識」を人びとに勧めているのだろうか。答は、直接的にはノーであり、間接的にはイエスである。

「直接的にはノー」というのは、このような「非常識」はあくまで医療社会学が病気や医療を研究する際の前提であり、実生活で病気に対処する際にもこのような前提に立つべきだ、といっているわけではないからである（とはいうものの、医療社会学者が研究と実生活とで異なった前提を使い分けるというのは実際にはむずかしく、自分の病気のときには、おうおうにして、上記のような「非常識」な態度をとりやすい。医療人類学者は医療社会学者以上にこの傾向が強い）。

では、このような「非常識」な前提をなぜわざわざ医療社会学は立てるのか。理由はない、というのが正直な回答だろう。学問の前提なのだから、それをさらに根拠づけるような理由はない。人間は世界を意味づける。科学も医学も（そして社会学も）そのような意味づけのひとつにすぎない。このような前提からとにかく出発してみよう、としかいえないのである。しかし、そうすることでしかみえてこないような医療の姿はあり、それを指摘することはできる。

「間接的にはイエス」というのは、医療社会学がこのような前提に立って描く医療の姿が人びとに現実のものとして受け入れられ、人びとの考えや行動にも影響するようになれば、その前提も、そうとは知られずに、受け入れられたことになるからである。

### ノン・コンプライアンスとドクター・ショッピング

では、このような前提に立つことでみえてくる医療の姿とはどのようなものか。ここでは、その例証として「ノン・コンプライアンス」と「ドクター・ショッピング」の問題を考えてみよう。「ノン・コンプライアンス」とは、医師の指示にしたがわないことである。たとえば、処方された薬を飲まないとか、毎食後に飲むようにいわれている薬を症状が出たときだけ飲むなど医師の指示とは違った飲み方をするとかいった場合である。「ドクター・ショッピング」は、同じ心身の異常に関して、複数の医師を受診することである（それぞれの医師には、他の医師を受診している事実をかくして受診する場合もあるし、その事実を告げる場合もある）。

患者がノン・コンプライアンスやドクター・ショッピングをしていて、もし医師からこのようなことをしていないかと尋ねられれば、ほとんどの患者が「うしろぐらい」気持ちになるだろうし、正直に答える患者は少ないだろう。にもかかわらず、このようなことは頻繁に行われている。「常識」的には、このような行動は、医師の適正な診断と治療を妨げる「よくない」行動である。なぜなら、ノン・コンプライアンスは、医師が患者にとって最善と考える治療に患者が協力していないことになるし、ドクター・ショッピングの場合は、しろうと判断で、医師の診断と治療に疑いを抱いているからである。また、それぞれの医師には他の医師にかかっていることを告げずに、同時に二人以上の医師から治療まで受けている場合には、危険ですらある。それゆえ、どちらの行動も、受診した医師の診断や治療を信頼していないことを示すものとみなされやすい。だから、医師の前で「うしろぐらい」気持ちにもなるし、正直に告白しにくいわけである。

このような「常識」に基づく調査研究もある。とくに前者のノン・コンプライアンスに関する研究は多い。どの程度、患者は医師の指示にしたがっているのか、どのような場合に医師の指示を無視しやすいか、どのような人が無視しやすいか、などを探る調査研究である。このような調査研究は、「ノン・コンプライアンス」を「よくない」こと、医師と患者の関係がどこかうまくいっていないことの表れとみなし、どうしたらそれをなくすことができるか、という問題関心を出発点とするものである（これらの研究についての批判的な検討としては、J. A. Trostle, "Medical compliance as an ideology," *Social Science &*

*Medicine*, Vol. 27, No. 12, 1988, pp. 1299-1308)。

では、医療社会学はこれらの行動をどう捉えるのか。医療社会学の第一の前提に立ってこれらの行動を見ると、まず、これらの行動を、患者が自らの状態に対して、医師とは異なる独自の意味づけを行った結果とみなす（＝意味づけとしての病気）。また、その意味づけが医師の意味づけと異なっているからといって、それを「しろうと判断」だから「まちがっている」とか「よくない」とかみなさない（＝意味づけの多様性と対等性）。

そして、このような観点からは、次のようなことが探究に値するテーマとなる。つまり、患者は自らの状態をどのように意味づけているのか。その際、患者は誰に意見を求め、それをどのように自らの意味づけのなかに採り入れていったのか。患者は医師の意見をどのように受けとり、そして、なぜそれを完全には採り入れなかったのか。

また、このような前提に立てば、ノン・コンプライアンスやドクター・ショッピングがあることはむしろ医療の常態とみなされ、これらがない場合の方がかえって説明を要する事態とみなされる（このような前提からのノン・コンプライアンス研究としては、P. Conrad, "The meaning of medications : another look at compliance," *Social Science & Medicine*, Vol. 20, No. 1, 1985, pp. 29-37)。

### 非正統医療とは

このような前提と観点は「非正統医療の利用」にも適用される。というよりも、今日における非正統医療の盛んな利用は、このような前提と観点から捉えると、「常識」とは違った姿が浮かび上がる、医療社会学にとって格好の研究対象のひとつなのである。ここで「非正統医療」とは、文字どおり、今日の社会で正統な医療とは認められていない医療である。病気やけがの治療のためになされることを広く医療と呼べば、そのうち「正統な」医療とは、今日では、医師の資格をもった者による、医学界で有効とされるような治療行為ということになろう（このようにいうのは簡単だが、個々の治療が医学界で有効なものとみなされているか否かを判定するのは実はむずかしい。というのは、医学界も一枚岩ではないからである。たとえば、国によって診断基準や治療法が異なったり、同じ国のなかでも、同じ疾患を複数の科が扱っているような場合、科によって診断基準や治療法が異なったり、同じ科のなかでも、学派や学閥によって治療法が異なる、ということがしばしばあるからである。したがって、有効とみなされているかどうかは程度の問題だということになる。いい換えれば、ある治療法がどの程度、有効とされているかは、次のような連続体上のどこかに位置づけられる。つまり、一方の極に、どの国の医学界でも一致して有効とされる治療法を、他方の極にはどの国の医学界でも一致して有効とされない治療法をもつ、ひとつの連続体である）。したがって、それ以外の医療、つまり医師以外の者によってなされる医療はすべて「非正統医療」となる（厳密にいうと、このうち、歯科医師、臨床心理士などは、身体の特定の部位や特定の治療法にかぎって医師とは独立に開業が許されている治療者であり、「非正統医療」のカテゴリーには含めない。また、論理的には、医師が行うが、医学界では有効とされていないような医療も「非正統医療」となるが、これはむしろ「逸脱的」あるいは「異端」の医師の問題として扱うべきであろう。医師は資格さえあれば個人開業ができるし、医師同士は他の医師の診療になるだけ干渉しないようにするし、医学界も何が有効な治療かについてけっして一枚岩ではないので、「逸脱的医師」［たとえば断食医療や手かざし治療をしている医師など］もいないわけではない）。

ところで、一口に非正統医療といっても、そのなかにはいろいろなものがある。ここでは、非正統医療の網羅的なリストをつくったり、それらを体系的に分類する余裕はないので、いくつか例を挙げるだけにとどめよう。鍼灸、柔道整復などは、西洋医学が日本に導入される以前からあり、西洋医学の日本への導入に伴い、法律上は「医療類似行為」として特例的に許されているものである。また、西式健康法、沖ヨガなど、近代医学とは異なった独自の健康維持・増進と病気治療の体系として創始されたものもある。さらに、特定の病気あるいは多くの病気に効果があるとして売られている薬もある（法律上は厚生省の承認を受けた「医薬品」ではない）。「行者」「拝み屋」と呼ばれる霊能者（とされる者）や、ある種の宗教も病気治しを行っている（このように、第三世界だけでなく、いわゆる「先進国」においても、正統医療だけでなく、多様な非正統医療が併存していることは「医療多元性（medical pluralism）」と呼ばれている〔C. Leslie, "Medical pluralism in world perspecitve," *Social Science & Medicine*, Vol. 14B, 1980, pp. 191-195〕）。

「常識」からすれば、このような「非正統医療」は非科学的なものであり、人びとの考え方が科学的になるにしたがって衰退していくものであろう。あるいは、このうち、鍼灸や柔道整復のように、長い伝統のあるものは、長い年月を経て今日まで続いてきたのだから、ある程度の有効性はあり、また日本の文化にもとけ込んでいるので、今後も残るし、残すべきものとされるかもしれない。ところが、実際には、非正統医療は今日でも盛んに利用されていて、衰えをみせていない（というか、利用が増えているのか減っているのかを云々できるような体系的な資料がない、というのが実状である）。

### 非正統医療の利用

非正統医療の利用に至る主要なパターンは、心身の変化があり、それを病気だと判断し、最初は様子を見たり、大衆薬などで自己治療を試みたりするけれども、うまくいかないので医師を受診するが、そこでもまったくあるいは完全には治らないので、非正統医療を試してみる、というパターンである。このような現象に、医療社会学の第一の前提を適用すればどうだろうか。

まず、非正統医療は、正統医療とは異なった病気についての意味づけの体系をもったものとみなされる（＝意味づけとしての病気）。そして、それが正統医療と異なっているからといって、「非科学的」で「劣った」ものとはみなさない。むしろ、病気の意味づけの点では、正統医療と対等のものとして扱い、両者のあいだでどのような差があるのかを探究しようとする（病気の意味づけの多様性と対等性）。

また、正統医療と非正統医療の両方を利用する病者については、どれくらいの割合で非正統医療を利用するのか、また、病者は自己の病気をどのように意味づけており、それに基づき医療に何を期待したのか、さらに、正統医療と非正統医療はそれぞれ、その患者の期待に応えられたのか、それは両方の医療のそれぞれの病気の意味づけとどのように関連するのか、が探究すべき課題だということになる（このような観点からの非正統医療の利用者についての研究としては、黒田浩一郎「現代社会における民間医療」『ソシオロジ』第二九巻三号、一九八五年、五七―八二頁／U. M. Sharma, “Using alternative therapies,” P. Abbott and G. Payne, eds., *New Directions in the Sociology of Health*, Falmer Press, 1990, pp. 127-139）。

なお、非正統医療、とくに正統医療に対抗的な非正統医療の病気観を捉える際に、つねに正統医療との関係に注意しなければならない。つまり、その病気観が正統医療に対抗的に構成されるという側面がある、ということである。

たとえば日本の漢方医学の場合、その病気観（漢方薬は効き目がおだやかであるとか、人間の自然治癒力を利用するなど）は、昔からそうであったのではなく、むしろ、明治維新以後、医療としての正当性を国家によって否定された漢方医学が自らの正当化を求める運動のなかで、近代医学に対抗して、近代医学にない優れた点があることを強調するために自らつくり上げていった、いわば「つくられた伝統」であるといわれている（C. Oberlaender, "Kanpo's modern myth," Y. Otsuka and S. Sakai, eds., *Disease and Society*, Ishiyaku EuroAmerica, 1997, pp. 59-74）。

**医学知識・技術の社会学**

さらに、意味づけとして病気を捉えるという前提、および、この点で今日の正統医療はしろうとや非正統医療による意味づけと比べて真偽や優劣の点でとりわけ優れたものではないという前提から、現代の正統医療の知識や技術が相対化され、それがなぜいまのような姿をとっているのかということが探究の課題となる。つまり、現代医学を、病気について人類がこれまで手に入れたもっとも真理に近い知識・技術として、病気の記述・説明に当たってつねに準拠するべきものとするのではなく、それ自体が、歴史・社会的に特有の、特定の集団によって担われた、病気についての数ある知識・技術の体系のうちのひとつにすぎないとする。そして、それを記述し、その出現や変化を説明しようとする研究が生み出されている。とくに、医学知識・技術の出現や変化を社会的な要因から説明しようとする研究は「社会構成主義（social constructionism）」と呼ばれる。このような分野は総称して「医学知識（・技術）の社会学」と呼ばれている。

このような研究で注目されているものに次のようなものがある。まず、ある特定の病気に対する治療法が、「先進国」でも、国によって大きく違うことがある。その背景には、それぞれの治療法を行う専門医の数や、それぞれの治療法がもつ文化的な価値の差がある（たとえば、米国における外科手術の多さと、その背景として、この国における外科医の多さや、外科手術という攻撃的な対処法がもつ文化的な価値。この点については、Ｍ・Ｅ・フェルカー「手術室におけるイデオロギーと秩序」Ｌ・ロマヌッチ＝ロス他編、波平恵美子監訳『医療の人類学』海鳴社、一九八九年、四八七—五一一頁）。また、ある特定の病気を複数の科が治療の対象としている場合に、科によって治療法が異なり、その差は、それぞれの科に特有の病気についての理論の差によることがある（たとえば多発性硬化症については、M. Nicolson and C. MacLauhlin, "Social contruc-tionism and medical sociology : a study of the vascular theory of multiple sclerosis," *Sociology of Health and Illness,* Vol. 10, No. 3, 1988, pp. 234-261）。あるいは、ある特定の医療技術の普及の背景に、病気についての理論の変化や医師と患者の関係の変化があることがある（たとえば、一九世紀における聴打診の普及の背景には、病気の本態は身体内部の器質的な変化にあるという、新しい理論の出現と、この時代に医師の相対的な社会的地位が上昇し、患者の身体に直接に触れることが許されるようになったことがある。この点については、I. Waddington, "The role of the hospital in the development of modern medicine," *Sociology,* Vol. 7, No. 2, 1973, pp. 211-224）。さらに、ある特定の治療法や処置がなぜ行われているかが、そのような治療法や処置を行う医師が抱いている病気についての理論によってはまったく説明できず、「象徴的」あるいは「呪術的」な論理からしか説明できないことがある（たとえば、外科手術の際、患者の身体にメスを入れる前にメスに患者の血が付いた場合には、そのメスは「汚い」ものとしてそれ以上、使うことができなくなるが、メスを入れた後ではそうではない。これは、椅子に腰掛けるのは「汚くない」が、テーブルに腰掛けるのは「汚い」とされるのと同じ「象徴的」な論理である。この点については、P. Katz, "Ritual in the operating room," *Ethnology*, Vol. 20, 1981, pp. 335-350)。

ところで、正統医療の病気観を対象化し、記述するという作業は、医療社会学者以外の者によっても行われている。先ほど述べたような、正統医療に対抗的な非正統医療の治療者や、正統医療の周辺に位置する「異端」の医師たち（たとえば、かつての反精神医学や現在のホリスティック・メディスンなど）である。彼らは、正統医療の病気観を、それを構成する少数の構成要素によって捉えようとする。たとえば、心身二元論とか、人間機械論とか、要素還元主義とか、病者の自然治癒力の無視とかである。

彼らに共通するのは、正統医療やその主流（と彼らがみなすもの）に対する批判と対抗の意識であり、そのため、正統医療についてステレオタイプ的な認識におちいりやすい。つまり、正統医療の病気観の一面を捉えて、それをそのすべてに当てはまるかのようにいう危険がある。そして、その一面的に捉えた特徴とは対極的な特徴（心身相関論、生命原理、全体論、自然治癒力の活用など）を示すものを、それだけで優れたものとみなす危険がある。

しかし、これは医療社会学者のなすべきことではない。むしろ、このような知識の政治学とその文脈での知識の構成こそが医療社会学の研究対象なのである。医学知識の記述と説明は、その、常識的な意味での批判とは異なるが、医療社会学には、この区別があいまいになるときがある（たとえば、S・オシャーソン／L・アラマシンハム「医学における機械という比喩」E・ミシュラー他、尾崎新他訳『医学モデルを越えて』星和書店、一九八八年、三三二―三七〇頁)。

### 意味づけの限界としての病気

なお、病気を意味づけとして捉えるからといって、意味づけ次第で意味づけの対象となる経験がどのようにでも変わりうる、といっているわけではない。たとえば、痛みを、それに対する意味づけによって消し去れるわけではない(とはいえ、痛みが消える場合もまったくないわけではない)。この意味で、病者の経験というレベルで病気は意味づけを逃れる部分がある(この現象学的レベルでの病気の経験については、E. L. Idler, "Definitions of health and illness and medical sociology," *Social Science & Medicine*, Vol. 13A, 1979, pp. 723-731. 医療社会学には、病気の意味づけを強調するあまり、病気経験のこの部分を捉えそこなうという危険がある)。このため、医療には、つねにプラグマティックなところがある。つまり、治療者にとっても病者にとっても、ある療法が病気に効くのだったら、なぜ効くのかを説明できなくてもかまわない、というところである。

医療のこの特徴は、治療者の側では、次のことを帰結する。つまり、治療者の有する病気と治療に関する知識と技術を全体として見ると、そこには、かならずしも論理的に完全な一貫性や整合性がないこと、知識と技術のあいだには、技術の有効性を知識が説明し正当化するという関係がかならずしもみられないことである(中山茂「医学における理論と治療」『近世日本の科学思想』講談社学術文庫、一九九三年、一〇一―一〇九頁。また、中国医学について、それを論理的に首尾一貫したものとして描きすぎる危険について警告したものとして、P. U. Unschuld, "Traditional Chinese medicine: some historical and epistemological reflections,"

*Social Science & Medicine,* Vol. 24, No. 12, 1987, pp. 1023-1029)。

また、医療のこの特徴は、病者の側に、次のような帰結をもたらす。つまり、病者にとって、ある療法が効くのだったら、それが正統医療であろうと非正統医療であろうとかまわない、ということ、そして、病苦からの解放をもたらすかもしれないものであれば、かならずしも、事前に予想される効果を自己の知識に照らして慎重に検討した上で試みられるわけではない、ということである。非正統医療の利用が絶えない一因はここにある。

## 3　医師‐患者関係

### 医療サービスの特徴

ところで、第2節でとり上げた「ノン・コンプライアンス」「ドクター・ショッピング」「非正統医療の利用」の三つの行動は、医療社会学の第二の前提にもかかわる現象である。

医療社会学にかぎらず、社会学では、ある現象を考察するのに、その現象のひとつの要素を別の要素に置き換えた場合に何が起こるか、という思考実験を、あるいは、ひとつの要素だけが違うような二つの現象や、ひとつの要素だけが同じな二つの現象の比較を分析の手がかりにする、という発想法がある（このような発想から、医療サービスの特徴をたくみに描いているものとしては、E・ゴッフマン、石黒毅訳「医療モデルと精神障害者の病院収容」『アサイラム』誠信書房、一九八四年、三一九―三八九頁）。

この発想法を、この三つの現象に適用してみよう。この三つの現象に共通するひとつの要素、つまり医療サービスの利用を、パソコンの購入に置き換えてみよう。そうすると、この三つの現象はそれぞれ「メーカーの保証しない使い方をする」「複数のメーカーあるいは商店の商品を性能とか値段とかの点で比較して、どこの製品をどの商店で買うかを決める」「社会的に公認されていないメーカーのパソコンを買う」となる。

そうすると、第一番目は、別に「よくない」ことではなく、保証期間内にこわれたときに、無償修理をしてもらえないかもしれないが、それさえ覚悟すれば、自由に行ってかまわないことである。第二番目は、消費者としてはむしろ「賢い」行動であろう。第三番目については、このような、社会的に公認されているメーカーと公認されていないメーカーという区別すら存在しないだろう。今日の社会では、パソコンの製造業者には誰でもなれる。国が資格を設けて、特定の人だけに製造を許可するのは、経済への国家の不当な干渉となる。

この思考実験からわかることは、医療というサービスは、パソコンという商品とは何かが大きく違うということである。医療では、サービス消費者である患者がサービス提供者の医師のいうとおりにすべきだとされており、いくつかの提供者を、サービス内容とか値段とかの点で比較した上で、どの提供者にするかを決めることが「賢い」行動とはされていないが、それはなぜか。また、医療にはどうして正統なものと非正統なものがあるのか。これらを明らかにすることが、医療社会学の第二の前提から導き出される課題だともいえる。

繰り返すと、医療社会学の第二の前提は、「医療の基本は、治療者と病者の相互作用であるが、それは潜在的に対立・葛藤に満ちたものであり、その相互作用は、今日の正統医療では、医師という専門職とクライエントとしての患者の相互作用というきわめて特殊な形態をとっている」というものである。

### 相互作用としての医療

医療は、病気の治療を依頼する病者と、病気を治療する知識と技術をもつと自ら認める治療者が出会い、両者が協同して診断と治療を行うことからなる。これが、「治療者と病者の相互作用」が意味していることである。一見したところ、医療とはまさにこのようなものだと思われる。

しかし、正統医療では、次のような場合もある。まず、患者が治療を望んでいない場合がある。いい換えれば、患者以外の誰かが治療を望んでいて、患者を強制したりだましたりして医師を受診させているという場合である。たとえば、患者が子どもの場合や、精神疾患でいわゆる「病識」（＝自分が病気であるという認識）がない場合に、こうしたことが起きやすい。

また、治療者には患者の病気を治療するすべがないという場合もある。さらに、治療よりも、患者の病気が他者に与えるおそれのある（とされた）危害を未然に防止するための強制的な隔離を目的とした医療もある。感染症の場合の他者への感染の防止や、精神障害の場合の他者への危害のおそれからの病院への強制収容がこれに当たる。

医療がこのようなケースを含むことは銘記されるべきである。なぜなら、医療を論じる場合、おうおうにして、医療はこのようなケースを含まないものとして、あるいはこのようなケースは本来的でないものとして扱う傾向があるからである（さらに、今日では、個々の病気の治療ではなく、集団としての人びとの全体的な病気予防や健康増進をめざした活動もある。「公衆衛生」と呼ばれる活動であるが、広義には、これも医療に含まれよう)。

ところで、このようなケースは、医師と患者のあいだの対立や葛藤を伴い、患者と医師の一方または双方に不満を残す関係であることは明らかである。しかし、患者が治療を依頼し、医師に治療法があるという場合も、両者の関係は対立や葛藤を伴いやすい、というのが、医療社会学の第二の前提のなかの「潜在的に対立・葛藤に満ちたもの」であるということの意味である。

なぜ、そのように前提するのか。ここでも、理由はない、というのが正直な答であろう。しいていえば、人と人の関係は、夫婦であれ、職場の上司と部下であれ、医師と患者であれ、そのようなものでしかありえない、という医療社会学者の思い込みからである。

## 医師と患者のあいだの対立・葛藤の遍在

しかし、このような前提に立ってみると、医師と患者のあいだの対立・葛藤の源泉はいくつか考えられる。

ひとつには、患者は自分の病気を自分ではどうすることもできず、とにかくすぐに治療をしてほしい、そして、診療には十分に時間をかけて、患者の訴えに耳を傾け、病状や診断や治療法についてわかりやすく説明しながら行ってほしいと思っているが、医師の方は職業として医療を行っている以上、その患者だけでなく、来院するその他の患者も公平に診察し治療しなければならず、また、職業として行っている以上、一日二四時間、一年三六五日、求めに応じていつでも診療するというわけにはいかない、ということがある。

また、治療法があるといっても、かならずうまくいくとはかぎらず、なかなか治癒しない場合や、障害が残ったり死に至る場合もある。この場合、医師の能力への疑いや診療上のミスをおかしたのではないかという疑念を引き起こす。さらに、患者と医師は病気に対して、しばしば異なった意味づけをし、患者は医師の診断や治療をかならずしも鵜呑みにはしない。

このような前提から医療を捉えると、医療の基本として医師と患者の関係に注目し、その際、両者のあいだに対立や葛藤があることはむしろ常態とみなされる。そして、対立や葛藤がなく、医師と患者の双方が信頼しあい、お互いに満足するような関係はむしろ例外的なもの、したがって説明を要するものとみなす、ということになる（E. Freidson, "Dilemmas in the doctor-patient relationship," in A. M. Rose, ed., *Human Behavior and Social Processes*, Routledge & Kegan Paul, 1962, pp. 207-224）。

そして、この前提から、次のような医療社会学のテーマが導き出される。つまり、医師と患者のあいだにどのような対立や葛藤があるのか、それは何に由来するのか、それが例外的に解決され、両者のあいだに信頼と満足を残すような関係はどのようにして達成されたのか、といったテーマである（なお、この観点は、正統医療だけでなく、非正統医療にも適用される。非正統医療の研究、とくに医療人類学からの研究は、非正統医療における治療者―病者関係を過度に調和的なものとして描く傾向がある［この点については、黒田浩一郎「コメディカルおよび非正統医療」進藤雄三・黒田浩一郎編『医療社会学を学ぶ人のために』世界思想社、一九九九年、六〇―七九頁］）。

## 医療不信

このような視点から見ると、「常識」とはかなり違った医療の姿がみえてくるものに、いわゆる「医療不信」がある。「常識」的には、「医療不信」、つまり人びとのあいだに医師や正統医療に対する不満や不信があることは「よくない」ことである。それは、医療がどこかうまくいっていないことを示しているとみなされる。そして、この意味での医療不信は、近年、増大しているともいわれている。また、医療不信の増大の原因としてはいろいろなことがいわれている。私利私欲を棄てて患者に奉仕するような医師の減少、医師の金儲け主義の増大、医学部に入学するための受験競争の激化など。

医療不信の増大についてのこの「常識」は疑いようのないものにみえる。しかし、医療不信は実際に近年、増大しているのか。また、医師に対する不信や不満の具体的内容も、想定されているような原因に対応するような類のもの（たとえば、医師が患者の治療よりも営利を優先させることに対する不信や不満）なのか。

筆者が過去の世論調査で、医師への不信・不満に関するものを集めて調べたところでは、我が国では、過去三〇年ほどのあいだ、医師への不信や不満が顕著に増大しているということはまったくない。回答選択肢の設け方にもよるが、むしろ、医師に対して「あまり信頼（信用）していない」「信頼（信用）していない」「全然信頼（信用）していない」と答える人の割合は、合計で一五％前後で安定している。また、不信・不満の内容も、医師と患者のコミュニケーションに関するもの（詳しく説明してくれない、ていねいに診察してくれない、訴えを十分に聞いてくれない、など）、診療時間に関するもの（日曜や祭日に休診する、夜間に休診する）、待ち時間に関するもの（混んでいて長く待たされる）、医療機関の数と設備に関するもの（医療機関が近くにない、専門病院や専門医が近くにいない、総合病院が近くにない）が多い。これらは、医療不信の原因とされるものに対応した不信・不満というよりも、先に指摘した、医師と患者のあいだの対立・葛藤の源泉に由来するような不信・不満である（黒田浩一郎「赤ひげ」佐藤純一・黒田浩一郎編『医療神話の社会学』世界思想社、一九九八年、六一―九六頁）。

ここから読みとるべきことのひとつは、むしろ、医師に対する信頼の高さの方であろう。この安定した信頼の高さはどこから来るのか。「常識」からすれば、医師に対する信頼の高さは次のように説明されよう。つまり、「今日の正統医療は、近代医学という科学に基づいており、それは人類を長年苦しめてきた病気の多くから人びとを解放することに成功してきた。その証拠に、近代医学が生み出した科学的な治療法のおかげで、過去一、二世紀ほどのあいだに平均寿命は急速に延びている。この延びは近年鈍化したものの、いまでも少しずつ延びているではないか。これほど人びとの幸福の増大に貢献してきた職業は他に類を見ない。医療に対する信頼の高さは、このような近代医学の実績に基づくものである」というものである。

### 専門職としての医師

医療社会学はこの「常識」を疑っている。近代医学とそれを体現する医師に対する信頼の高さは別のところに求めるべきではないか。正統医療による医療サービスがもっている社会的な特徴に求めるべきではないか。そして、このような課題の探究を刺激し、その方向を指示する概念が「専門職」という概念である。医師という職業が他の職業とは異なる、あるいは他の職業よりも際だって有している特徴を指示する概念が「専門職」である（専門職の提供するサービスの受け手は「クライエント」と呼ばれる）。これが、医療社会学の第二の前提のなかの「医師という専門職とクライエントとしての患者の相互作用というきわめて特殊な形態をとっている」ということの意味である。

実際、平均寿命の延びに対する医学の貢献はかなり誇張されている。というのは、過去一、二世紀ほどのあいだの平均寿命の延びのほとんどは、結核その他の感染症死亡の減少によるものだが、これらの疾患に対して、近代医学が、予防接種や抗生物質といった決定的な予防・治療法を発見したのは、これらの疾患による死亡率がかなり低下した後だからである。これらの発見のかなり以前から感染症死亡率はすでに減少し始めており、また、決定的な治療法の発見がその低下をさらに大幅に加速したということもあまりないのである（この点については、本書第**3**章「抗生物質という神話」を参照のこと）。

もちろん、このような統計的な事実を目にしたから、医療社会学は、近代医学とそれを体現する医師に対する信頼の高さの原因を別のところに求めるべきだといっているのではない。むしろ、逆に、近代医学と医師に対する評価と信頼の高さという社会的現象が、近代医学の技術的有効性という非社会的な要因によって決定されているはずがないという前提が、医療社会学者をして、このような事実に注目せしめる、というべきだろう。ここには、社会的なものは別の社会的なものによってしか説明できないという、医療社会学者の思い込みがある。

それでは、医師をその典型とする専門職とはどのような職業か。医療社会学はその職業のどのような特徴に焦点を当てるのか。「常識」的に専門職とは、その職業の遂行に高度の知識と技術を必要とする職業である。そのような知識と技術を有していないいしろうとが行えばクライエントに害をなすおそれがある。それゆえ、その職業に就くためには免許が必要で、免許なしにそれを行えば犯罪と定められている。また、その資格の修得のためには、高度の専門教育を長期間、受けなければならない。さらに、その職業にある者には、自分の営利よりクライエントの福祉を優先させなければならないとか、クライエントの求めには可能なかぎり応じなければならない、などの倫理性が強く要求される。なぜなら、そのような職業が提供するサービスをクライエントは緊急に必要としているが、そのサービスの良し悪しをしろうとは評価できないからである。

### 独占と自律

ここでも、医療社会学は「常識」を疑ってかかる。「常識」がいうような専門職の特徴は、むしろ、専門職の側が自分たちの特権的な地位を獲得し維持するための口実ではないか。人びとはその口実にうまく乗せられているだけではないか。では、医療社会学は、専門職の特徴をどこに求めるのか。これまで医療社会学が注目してきた特徴に「独占」と「自律」の二つがある（E. Freidson, *Profession of Medicine*, Harper & Row, 1970, E・フリードソン、進藤雄三・宝月誠訳『医療と専門家支配』恒星社厚生閣、一九九二年）。

ここで「独占」という特徴は、ある特定の者だけが職業としてそのサービスを提供することができる、という特徴である。医療の場合、医師の資格をもつ者だけがそれを行うことができる。医療を医療サービスの販売として見ると、この特徴をもつ職業は市場においてきわめて有利な立場にある。医療サービスへの需要がなくなることはないだろうし、その需要に対して供給をめぐって他の職業と争わなくてもすむからである。下品ないい方をすれば、「ただ待っているだけで客は来る」ということである。「自律」という特徴は、サービスの良し悪しの評価をサービスの受け手ではなく、サービスの与え手が行うことができる、という特徴である。医師の場合、医学界が病気の治療にとって最善と考えているものを提供するべきだとされている。この点でも、医療サービスの提供者たる医師は、市場においてきわめて有利な立場にある。提供するサービスの内容がサービスの受け手の好みや評価に左右されないですむからである。これも下品ないい方をすれば、「自分たちがクライエントにとっていいと思うものを売ることができる」ということである。

専門職の本質的特徴をこのように理解すれば、「常識」的に専門職を特徴づけるとされるような特徴（資格、資格を得るための要件としての長期の高等教育、高度の倫理性の要求など）は、むしろ、「独占」と「自律」という市場におけるきわめて有利な地位を維持するための仕組みだということになる。医療社会学は、このような専門職像を手がかりとして専門職を捉えようとする。医療をサービスを提供する職業として捉え、他の職業と比べた、医師や医師の提供するサービスの社会的な特徴、そのような特徴の成立の経緯、そのような特徴に由来する、医師と患者の関係の仕方（とくに、医師が患者に対してふるう権力と支配およびそれに対する患者の抵抗）の把握をめざす（このような観点からの、米国における医師の専門職化についての歴史社会学的研究の古典として、P. Starr, *The Social Transformation of American Medicine*, Basic Books, 1982）。

なお、いうまでもなく、正統医療に携わるのは医師だけではない。今日、正統医療が行われる主要な場は診療所と病院である。そして、病院においては、看護婦をはじめとして、「パラメディカル」とか

「コメディカル」と総称される多様な職種の人びとが医療に携わっている。これらの職種の医療者は医師に対して従属的な位置に立つ。このような、医療施設の構造やそれが患者に与える影響（この点については、金子雅彦「医療施設」進藤雄三・黒田浩一郎編『医療社会学を学ぶ人のために』世界思想社、一九九九年、八〇—九六頁）や、パラメディカル・スタッフの医師や患者との関係（この点については、黒田、一九九九年、前掲書）といったことも医療社会学のテーマである。

## 4　逸脱としての病気、社会統制としての医療

### 逸脱としての病気

医療社会学の第三の前提は、「病気は『逸脱的役割』のひとつのタイプであり、この役割には権利と義務が付随していて、人はときにはその権利ゆえに、この役割を引き受けることを求める。正統医療はそれに対する社会統制の仕組みであり、この『逸脱的役割』への人びとの就任と離脱をつかさどる制度である」というものである。

人は、社会の一員として、あるいは職業や家族内での位置に応じて、それらにふさわしい行動をすることや、それらにふさわしい心身の状態にあることを期待される。たとえば、社会の一員として法律の遵守が期待されている。ところが、種々の事情で、そのような期待にあえてそわなかったり、あるいはそうことができないということがある。「逸脱」というのは、このような期待にそわない・そえない（とみなされている）という事態を指している。

また、社会は、この意味での「逸脱」に対処する仕組みを備えている。たとえば、法律違反に対しては、警察・司法という仕組みがある。そのような仕組みを「社会統制」という。この意味での「社会統制」は「逸脱」に対処する仕組みであると同時に、社会的に認知・承認された「逸脱」をつくり出す仕組みでもある。人はそのような仕組みにとり込まれることで、公的に「逸脱者」のレッテルを貼られ、社会の他の人びとから「逸脱者」とみなされ、それに応じた対応を受けることになる。たとえば、人は、警察に逮捕され、裁判で有罪を宣告されるという過程を通して、「犯罪者」というレッテルを公的に貼られることになる。医療社会学の第三の前提は、このような意味で、病気は逸脱の一種であり、医療は社会統制の一種である、というものである（なお、この節で「医療」という場合、正統医療を指している）。

病気の状態は二つの意味で「逸脱」である。第一に、病気それ自体が、社会の一員として期待される心身の状態にないという意味で「逸脱」である。誰も自分が病気になることを望まないし、いったん病気になったら、できるだけ早くその状態から脱したいと望む（後述するように、かならずしもそうではないのだが、ここでは、「常識」的にはそう考えられているという意味で「逸脱」としておこう）。また、他者が病気になることを望むことはめったにないし、もし望んだとしても、それを公言したら非難されるであろう。

### 病人の役割

第二に、病気の状態は、人が社会の一員として、あるいはそのなかで占める位置に応じて期待されることを不可能にするような状態である、という意味でも「逸脱」である（T・パーソンズ、佐藤勉訳「社会構造と動態的過程——近代医療の事例」『社会体系論』青木書店、一九七四年、四二四—四七五頁／T・パーソンズ、武田良三監訳「健康と病気の規定」『社会構造とパーソナリティ』新泉社、一九七三年、三四一—三八四頁。なお、彼は、あらゆる病気は第二の意味で逸脱であるとしているが、第一の意味では逸脱であるが、第二の意味ではそうでない病気の状態もある）。この意味で、病者は、通常はなすように期待されていることをしなくても許される。つまり、病気であれば、仕事を休んでもよいし、休んだことを「さぼり」と非難されない。しかし、その代償として、病気の治療につとめるよう期待される。その場合、正統医療を利用して治療するように期待されている。というか、本当に病気であることの証明を求められるような場合、医師の診断書が必要で、非正統医療の治療者の診断書ではだめである。医療社会学では、病気のこのような側面を指して「病人の役割」と呼んでいる（パーソンズ、一九七四年、前掲書／パーソンズ、一九七三年、前掲書）。

病気が、その状態ゆえに、あるいは治療の必要上、仕事を休まなければならないような状態かどうか、そして実際に仕事を休むか否か、休むとしたら全面的に休むのか一部だけを免除してもらうのか、はいろいろな要因によって決まるだろう。立ち上がることもできないような状態であれば、全面的に仕事を休むことが一も二もなく許されるだろう。しかし、それほどひどくはみえないような状態の場合には、病者にとっては、休むか否か、休むとしたらどの程度休むのかが、他者にとっては、休ませるのか否か、休ませるとしたらどの程度の休みを認めるのか、が問題となりやすい（J. L. Telles and M. H. Pollack, "Feeling sick : the experience and legitimation of illness," *Social Science & Medicine*, Vol. 15A, 1981, pp. 243-251 ; A. A. Alonzo, "Analytic typology of disclaimers, excuses and justifications of surrounding illness," *Social Science & Medicine*, Vol. 21, No. 2, 1985, pp. 153-162）。慢性疾患や、日本人が「持病」というような病気の場合など、こうしたことが問題となりやすい。

しかし、逆に、病気であり、ときには休む必要があるのに、そのことを人に知られないようにして、なるだけ休まず、健康であるように振る舞うという場合もある。性病、精神疾患、てんかんなど、その病気にかかっている人に対して人びとが否定的なイメージをもっていて、つきあいを避けたり、差別したりするような場合がそうである（E・ゴッフマン、石黒毅訳『スティグマの社会学』せりか書房、一九八〇年）。また、サラリーマンが、会社での昇進にとってマイナスになるかもしれないと恐れて、慢性疾患をもっていることを同僚や上司にかくすという場合もある。

## ゲートキーパーとしての医師

「常識」的には、ある人が病気か否か、病気だとしたらどの程度の休みが必要かはあまり問題とはならない。疑わしいときには医師の判断をあおげばいい。しかし、医療社会学は、この「常識」を疑う。というのは、次のような病気の社会的特徴があるからである。第一には、病気は仕事を休む正当な理由になるから、状況によっては、人は仕事をすることよりも病気であることの方を望むからである。「常識」では、誰も病気にはなりたくないはずだし、病気になりたいと思うことは「よくない」ことである。しかし、自分に課された仕事が耐えがたいと思うようなときには、病気になることは強く求められる（この点を指摘したのはパーソンズである［パーソンズ、一九七四年、前掲書／パーソンズ、一九七三年、前掲書］。ただし、彼はあらゆる病気にこのような、仕事から逃れたいという動機づけの要素があるとしている点で、あやまった一般化を行っている）。

第二に、病気の症状のうち、痛み、体がうまく働かないこと、そして精神疾患の症状はいずれも演技できるからである。医師は、これらが本物なのか演技なのかを見破る方法を知っているが、どれも決定的なものではない。

それゆえ、社会的には、病気が本物か否かを決定する仕組みが必要になる。今日の社会で、それは医師の診断である。この意味で、医師は病気の治療だけでなく、その前に、病気が本物か否かを判定するという、いわばゲートキーパーの役割を担わされている。このため、非正統医療の利用者のなかには、本人は病気だと確信しているが、医師がどこも異常はないと診断して、治療してくれないので、非正統医療の利用に至っている人がいる。非正統医療は、クライエントが自分が病気だという場合に、それを独自の基準から病気ではないと診断することはほとんどない（この点については、黒田、一九八五年、前掲論文）。

### 病気の認定と原因帰属をめぐる政治学

医師のこの役割は通常は目に付かない。しかし、自己に課された責任を果たすことよりも病気でその責任を免除されることを多くの人が望むと思われる場合には、医師のこの役割が前面に出てくる。たとえば、徴兵制がある国家で、他国と戦闘状態にあるとき、兵士として適格か否かを判定する役割を担わされる医師の場合である。また、判決で重い刑罰が予想されるような刑事裁判で、被告の精神鑑定を依頼される医師の場合である。なぜなら、現代の法律では、精神障害ゆえに善悪の判断ができなかったり、自分の意思を自分でコントロールできないような状態にあったときの違法行為は、その罪を問えず、刑罰も科すことができないからである。このような極端な場合だけではない。病気であることから利益が得られるような場合には、つねに病気が本物か否かを判定する医師の役割が明らかになる（たとえば、大学で定期試験を欠席した場合、医師の診断書があれば追試験を受けられるという場合、など）。

なお、医療において、病気か否かではなく、病気の原因、とくに単一の、あるいは主要な原因は何かが問題となる場合もある。たとえば、いったんは治療に成功するが、繰り返し再発するような場合（この場合は、原因を同定し、原因を除去したりそれから遠ざかることで予防が可能になる）、症状の緩和には成功するが、治療を中断すればぶり返すような場合（この場合は、原因を同定し、原因を除去することで根治が可能になる）、治療法がわかっていない場合（この場合、原因を同定し、治療法を開発することが可能となる）などである。

また、長期間、あるいは終生にわたって非常な苦痛にさいなまれたり、通常の生活が不可能になるような病気、あるいは死に至る病気の場合がある。この場合、病者（やその近親者）にとって、「なぜ自分（だけ）がこのような不幸に苦しまなければならないのか」という問いは切実なものとなる。なぜなら、この問いに答えることで、その病気に自己の人生にとっての意味や意義を与えることができるからである。だが、今日の医師は、患者のこの、広い意味で「宗教的な」問いに対して解答を与えるような知識や技術をもっていない（もつべきだとはいっていないことは強調しておきたい。なお、ホスピス運動には、ターミナル・ケアでは医療がこのような領域にも踏み込むべきだ、という主張が含まれている。この点については、黒田浩一郎「ホスピス」佐藤純一・黒田浩一郎編『医療神話の社会学』世界思想社、一九九八年、一九一―二一六頁）。

さらに、病気や病死の原因が他者（集団や組織を含めて）に帰属される場合がある。この場合、原因を帰属された他者には、原因となっている病者への対応を改め、原因とならないようにする義務が生じる。また、原因だけでなく、責任まで帰属される場合（原因となることを未然に防げたのにそうしなかったとされる場合）には、病気・病死という損害を与えたことに対する賠償の義務が生じる。たとえば、公害病（薬害も含めて）、職業病、過労死などでは、企業（や、その活動を規制するべき立場にあった国家や、薬害の場合にはさらに薬を処方した医師）に責任が帰属されることがある。責任の所在をめぐって病者側と企業などの側が争う場合には、最終的な原因と責任の帰属の権限は司法の手にゆだねられるが、治療に当たった医師や医学研究者の見解は司法判断を大きく左右する（P. Brown, "Naming and framing: the social construction of diagnosis and illness," *Journal of Health and Social Behavior*, Extra Issue, 1995, pp. 34-52)。

注目するべき点は、このような原因や責任の所在は、誰の目にも一見して明らかなものではない、ということである。なぜなら、まず、原因の帰属には、特定の病気観や病気についての理論を必要とする。しかも、同一の現象に対して複数の病気観・理論が適用可能であり、それぞれが違った原因を指示する。また、どの病気観・理論を採用するべきかを当該の現象は完全には決定しない。さらに、責任の帰属の場合には、原因とならないように注意する義務があったし、そうすることができた、という判断を含むが、この判断は事実判断というより社会的な了解や期待に関する判断だからである。したがって、原因や責任の帰属には、当事者の世界についての事前の了解や利害が影響するし、そのため、関係者はかならずしも意見が一致しない（この点に関するものとして、ＰＴＳＤがある。アメリカ精神医学会の『診断・統計マニュアル』にこの疾患名が記載されるのは、一九八〇年の第三版改訂からだが、この背景にはベトナム戦争の位置づけが関係している。この疾患名が登場する以前には、戦闘というトラウマで神経症を発症するのは、それ以前にその素因をもっている者にかぎられる、という考えが支配的であった。これに対してＰＴＳＤでは、そのような素因がなくとも発症するというように改められた。ベトナム戦争に従軍し、それに批判的な在郷軍人の組織がこのような改訂を求めたグループのひとつだが、この改訂によって、ベトナム戦争は米軍の軍人を病気にした原因と位置づけられたことになる。ただし、戦闘にかぎらずあらゆるトラウマでそれが起こりうる、とされたことで、病気の原因としての戦争のもつ意味はそれだけ薄められることになった。この点で、この疾患名は政治的妥協の産物ともいえる。これについては、W. J. Scott, "PTSD in DSM-III," *Social Problems*, Vol. 37, No. 3, 1990, pp. 294-310)。

医療社会学の第三の前提のなかの「病気は『逸脱的役割』のひとつのタイプ」である、というのは以上のような意味においてである。まとめれば、医療社会学は、病気を、ある程度仕事を休むことが必要で、医師によってその程度が客観的に判定可能な心身の状態として捉えるのではなく、場合によっては積極的に求められたり、場合によっては逆に積極的に避けられるような、そして、何らかの程度、仕事を休む権利が付随した、ひとつの社会的な役割として捉えようとする。そして、どのような場合に、病気という役割が求められたり、避けられたりするか、どのような場合に、その役割が与えられたり、拒否されたりするのかを明らかにしようとする。また、病気は、場合によっては、その原因や責任の帰属が要請されるが、どのような場合にそれが要請され、どのように原因や責任の帰属がなされるのかを明らかにしようとする。

### 社会福祉としての医療

さて、医療は、病気に対処する社会の仕組みである。では、医療社会学がそれを社会統制の仕組みとして捉えるとき、どのような特徴に注目するのか。

「常識」的には、病気は万人を襲い、人を苦痛にさいなみ、仕事をできなくさせる不幸である。医療はその不幸から人びとを解放する。「常識」的には、今日の医療は、歴史上もっとも優れたものであり、いまもつねに進歩し続けている。したがって、国民の誰もが懐具合を心配することなく医療を受けられるような機構は「よい」機構であり、この機構を通して、医療はなるだけ多く国民に提供されるべきである。この意味で、医療およびそれを国民に保障する機構は、国民の福祉を向上させる人道的な制度である。

実際、「先進国」では、過去一〇〇年ほどのあいだ、とくに第二次世界大戦以後、「健康であること」=「医療を受けること」が国民の権利として認められ、この権利を保障するための制度が構築されてきた。このような医療保障制度は、「先進国」では、社会福祉の中核となっている。我が国でも、戦後、新憲法に「健康権」が明記され、すべての国民が何らかの公的な医療保険でカバーされる、いわゆる「国民皆保険」が達成され、医療費の自己負担の割合も少しずつ減らされてきた。このような歴史は上記の「常識」を裏づけているようにみえる。医療社会学はこの「常識」のどこに異を唱えるのか。

まず、現実にこの「常識」が疑われるようになってきている。いわゆる「福祉国家の危機」である。一九七〇年代後半より、社会福祉をそれまでと同じペースで拡大していくことに対して疑問が呈されるようになる。そして、社会福祉の抑制が試みられるようになり、支出額が老齢年金と並んでもっとも大きく、またもっとも急激な伸びを示していた医療が抑制のターゲットとなる。

また、医療を国民に保障する機構や程度は、「先進国」のあいだでも大きな違いがある。「先進国」の医療保障の程度は、次のような連続体として捉えることができる。つまり、一方に、医療費の支払いは税金を用い（したがって国民は無料で医療が受けられる）、医療の供給には国営の医療機関を整備しているような、医療を最高度に保障している国を、他方に、医療費にも事欠くような最貧困者にだけ救貧的な医療を国家が提供するだけで、他の大部分の国民は自費で民間の医療機関で医療を受けなければならないような、医療を最低限度にしか保障していない国を、それぞれ両極にもつような、ひとつの連続体である。そして、「先進諸国」は、医療保障の程度の点で、この連続体のどこかに位置づけられる。前者の極に近いところにスウェーデンのような国があり、後者の極に近いところに米国のような国があり、その他の国々は、この両国のあいだのどこかに位置づけられることになる（黒田浩一郎「国家」黒田浩一郎編『現代医療の社会学』世界思想社、一九九五年、一四六―一六八頁）。

さらに、歴史的に見て、医療保障はそもそも国民の福祉の増進を目的に始まったものではない。世界で初めての公的医療保険は、一九世紀末のドイツで、ブルーカラーを対象に創設されるが、これは当時の保守党政権が労働者の左傾化防止をねらってつくったものであって、労働者のなかにはこれに反対する者もあった（C・ピアソン、田中浩・神谷直樹訳『曲がり角にきた福祉国家』未来社、一九九六年）。我が国でも、国民皆保険が本格的に構想されたのは軍国主義時代で、壮健な兵士と労働者をつくることが目的のひとつであった（美馬達哉「軍国主義時代――福祉国家の起源」佐藤純一・黒田浩一郎編『医療神話の社会学』世界思想社、一九九八年、一〇三―一二六頁）。さらに、どこの国でも、このような公的医療保険や国営医療が導入される際には、医師会はこれに反対した、というのも歴史的事実である。

こうした点から判断すれば、医療保障制度は、それを国民の福祉の向上に向けた人道主義的な理想の漸進的な実現として理解するのではなく、国家、政党、労働者、医師など、社会のさまざまなセクター間の理念や利害をめぐる政治的な交渉の産物として、時代的状況や国による相違を視野に入れ、そして、その目的は単に人びとの幸福の増進だけではないことも考慮しながら、理解する必要がある。

## 医療による病気と病人の構成

先ほど指摘したように、医師の役割には、病気の治療だけでなく、本当の病気かどうかを見分けることも含まれている。つまり、人は医師の診断によって社会的に承認された病人になる。同じことを全体としての医療についていえば、医療は病気を治すだけでなく、社会的に認知された病人をつくる制度でもある。したがって、医療施設および医療保障が充実し、人びとにとって医療の利用が容易になれば、社会的に認知された病人の数は増えるのである。

たとえば、我が国では戦後、一貫して精神疾患患者の数と人口に占める割合が増加しているが、これは、精神病院とそこで働く精神科医が増加したことと、精神病院の利用を容易にするような医療保障（と強制入院の制度）が充実したことによる。「常識」では、これは、潜在的な患者が顕在化したことだと解釈される。つまり、医療を必要としながらその恩恵に浴することができなかった精神疾患患者が、医療施設と医療保障の充実で医療を受けられるようになったことを意味する、と解釈される。しかし、この「常識」的解釈が成り立つには、次の二つの条件が満たされなければならない。

第一に、医療を受ける方が受けないよりも病者にとっては「よい」ことである、という条件。第二に、医療を受けられなかった人たちは、できることなら医療を受けたいと思っていた、という条件。しかし、我が国の戦後の精神医療について、この二つの条件が満たされるだろうか。医療社会学が注目するのは、このような前提が成り立っているとは明確にはいいきれないようなところでも、病人がつくられているのではないか、という点である。

第一の条件が満たされていない場合としては、医療が病気の治療以外を目的として行われる場合がある。たとえば、第3節で指摘したように、患者の病気が他者に与えるおそれのある危害を未然に防止するために医療が行われる場合がある（一部の感染症患者や他害のおそれがあるとされた精神疾患患者の場合）。また、現在の知識と技術では治療法のないような病気、とくに死に至るような病気の場合がある。今日では、このようなケースも患者として受け入れ、医療の対象とするけれども、昔からずっとそうだったわけではない。かつてのヨーロッパでは、このようなケースでは診療を断る方がむしろ倫理的な行動だとされていた。それが、今日のように、積極的に患者として引き受け、死の瞬間まで看取るべきだとされるようになるのは、第3節で述べたような意味での、医師の専門職化と併行している（市野川容孝「医療倫理の歴史社会学的考察」井上俊他編『岩波講座現代社会学14　病と医療の社会学』岩波書店、一九九六年、一―二六頁）。

**医療による新しい病気の創出**

第二の条件に関することとしては、今日の医療は、それまでは病気とは考えられていなかったような心身の状態を病気として医療の対象としていく傾向があるのではないか、ということである。つまり、人びとが、心身の異常を体験し、それは病気ではないかと疑って、医師を受診する、というのではなく、そのように体験していない、あるいは体験できないような状態まで病気として医療の対象としていく傾向があるのではないか（「常識」的には、病気は、それを人間が認識しようがしまいが、人間の身体のなかに実在する客観的な状態であり、医学はそれを「発見」するのだ、となろう。これに対して、医療社会学は、医学がむしろ病気を「構成」する、つまり医学が人間の心身のある状態を捉え、それを治療が必要な状態とみなすことで初めてその状態が病気となる、と考える）。

たとえば、今日、病気が進行して自覚症状が出る以前に、病気をその初期の段階で発見する検査技術が発達しており、人びとは、自覚症状のない病気を発見してもらうために検査を受け、発見されれば治療を受ける（このような検査の効果や有効性の評価は非常にむずかしく、現在我が国で普及している検診のうち、その効果・有効性が十分に確認されたといえるものは非常に少ない。この点については、佐藤純一「人間ドック」佐藤純一・黒田浩一郎編『医療神話の社会学』世界思想社、一九九八年、一―二九頁）。

あるいは、検査結果の数値としてしか表せず、本人には絶対に五感で感じることができないような状態も病気と考えられるようになっている。その典型は「高脂血症」であろう。これは、血中コレステロール値が平均からプラスの方向に偏っている、というだけである。これを病気として治療の対象とする根拠は、他の、治療のむずかしい病気の原因になりやすいということである（このような状態が他の病気の原因になりやすいかどうかの、そして、そうだとして、これを病気として治療対象とすることがもつ病気予防の効果や有効性の評価も非常にむずかしい）。

また、以前には医療の管轄とは考えられていなかったような心身の状態や行動が医療の対象となってきている。たとえば、出産、閉経やその前後の心身の不調（本書第8章「『更年期』」を参照）、死に至るような病気など、人が人生の途上でかならず、あるいはおおかた経験するような心身の大きな変化が医療の対象となってきている。また、アルコール乱用や薬物依存、子どもの学校での学習障害などもそうである（この過程は「医療化（medicalization）」と呼ばれる。これについては、P. Conrad and J. W. Schneider, *Deviance and Medicalization*, Expanded Edition, Temple University Press, 1992）。

このように、医療には、医療の対象を新たにつくり出しては治療の対象とするという、いわゆるマッチポンプ的な面があるが、このように病気あるいは医療の対象が新しくつくられていく過程はなぜ生じるのか。この過程は、その効果や有効性では説明できない。なぜなら、効果や有効性が十分に確かめられた後で、このような病気の「構成」が始まっているわけではないからである。では、このような現代医療の「拡張主義」的傾向は何によって生み出されているのか。また、どのような場合にこれが成功し、どのような場合に失敗するのか。これを明らかにするのも医療社会学の課題である。

### 医療による社会の医療化と社会秩序の維持

さらに、医療は、病気、とくに治療がむずかしい病気にならないようにするにはどうしたらいいか、についての知識を生み出し、それを人びとに伝え、医学の勧めにしたがって病気予防につとめるよう人びとを説得することなどを通して、人びとの日常生活の送り方に影響を与えている（I. K. Zola, "Medicine as an institution of social control," *The Sociological Review*, Vol. 20, 1972, pp. 487-504）。

その典型は「生活習慣病」であろう。この概念の普及には医学界だけでなく、国家も関与しているが、いわゆる「慢性疾患」をこのようにいい換えた意図は、生活習慣を医学の教えのとおりにコントロールすれば、そのような病気にならずにすむから、そのように心がけよ、と国民を説得するためである（だから、「病気になるのは本人の日頃の心がけが悪かったからだ」というメッセージもここにはかくされている）。

このような、医療が及ぼす人びとの日常生活への影響が今日、増大しつつあるとして、それを「社会の医療化」と呼ぶ者もある（I・K・ゾラ「健康主義と人の能力を奪う医療化」I・イリイチ他、尾崎浩訳『専門家時代の幻想』新評論、一九八四年、五一―九二頁）。また、これを一因として人びとの健康への関心が増大しているとして、それを「健康主義（healthism）」と呼ぶ者もある（同書／R. Crawford, "Healthism and the medicalization of everyday life," *International Journal of Health Services*, Vol. 10, No. 3, 1980, pp. 365-388）。

このような、医療が人びとの生活に与える影響を明らかにするのも、医療社会学の課題である。

最後に、医療は、既存の社会秩序を維持・強化するように作用することがある。これは精神医学に顕著な傾向だが、それにかぎらない。これにはいくつかの作用の仕方がある。たとえば、既存の社会的秩序に生物学的な根拠（とされるもの）を与えることによって（この点で注目されているのは一九世紀の欧米における医学の女性像である。これについては、田間泰子「ジェンダーと医療」進藤雄三・黒田浩一郎編『医療社会学を学ぶ人のために』世界思想社、一九九九年、一八五―二〇四頁）。また、逸脱的な行動や状態を病気とすることによって（たとえば、逸脱的な性行動を精神疾患とすることによって）。さらに、逸脱的な状態に対する改善法を開発し、人びとに提供することによって（たとえば、不妊治療の開発と普及によって、夫婦に「子どもができない」という状態は、まずは医学的に対処するべき事態となり、夫婦とその血を分けた子どもからなる家族という、今日の家族のあり方そのものを問い直したり、その状態に対するその他の、家族のあり方を変えるような解決策［たとえば養子］をとりにくくする）。

このため、今日では、社会的なマイノリティの解放運動のなかで、医療の考えや治療が異議申し立てや攻撃のターゲットとなることもある（この点で注目されているのは、米国における同性愛者の解放運動と、その成果としての、アメリカ精神医学会の『診断・統計マニュアル』からの「同性愛」という疾患名の削除である）。このように、医療が社会秩序の維持・強化にどのように作用するか、そして、それに対して誰がどのように異議を申し立てるのか、そしてそれはどのように成功したり失敗したりするのか、を明らかにするのも医療社会学の課題である。

医療社会学の第三の前提のなかの「正統医療はそれに対する社会統制の仕組み」であるというのは、以上のような意味においてである。

## 5　「医療を相対化する社会学」対「医療にとってかわる社会学」

### 医学の前提と医療社会学の前提

これまで展開した医療社会学の前提は、これを病気および医療についての医学の前提と比較することによって、その病気と医療についての捉え方の特徴を浮き彫りにすることができよう。

医学の前提は、次のようにまとめることができる。

①病気という不幸が人間の主観とは別個に実在する。

②医学（近代医学の意味だが、これのみが「医学」の名に値するとされている）はその病気の実体、原因、

治療法を科学的に解明する、もっとも真理に近い知識である。

③医療（近代医学に基づく医師を中心とする医療の意味だが、これだけが「医療」の名に値するとされている）はその医学の成果を応用することによって人びとの幸福の増大に寄与しており、より多く提供されればされるほどよいものである。

これと対照させて、本章の提唱する医療社会学の病気および医療についての捉え方をまとめれば、次のようになる。

①病気という不幸は心身のある状態に対する人間の主観による意味づけである。

②近代医学は、そのような意味づけのひとつにすぎない。この点で、病者による意味づけ、非正統医療による意味づけなどと真偽や優劣の点で対等である。しかし、今日では、それは他の意味づけよりも真理に近く、それゆえ優れているとされている。この意味で、近代医学は、病気概念の構成とその概念の病者への適用を通して、病気と病者を社会的に構成する支配的な様式である。けれども、これは知識の妥当性をめぐる政治的交渉の結果であって、医学の意味づけに対する異議申し立ても、組織化されるにせよ未組織のままであるにせよ、つねに存在する。

③今日では、近代医学に基づく医師を中心とする医療は、マクロ・レベルでは、国民の権利として国家によって保障されるべきとされているが、どのような形態で、そしてどの程度、国家が医療に関与しているかは、「先進国」のあいだでも国によってかなりの相違がある。また、近年、「先

進諸国」において、この問題は主要な政治的な争点のひとつとなっている。ミクロ・レベルでは、医師によるものであれ、その他の治療者によるものであれ、医療サービスの提供者と受け手の関係は本来的に対立や葛藤を伴った関係である。状況によってはこの対立・葛藤が顕在化するけれども、それはかならずしも医療者と病者の関係に何か欠陥があることの表れではない。さらに、近代医学に基づく医師を中心とする医療は、社会的に正当な病者とそうでない者を選び分ける役割を担っている。それゆえ、状況によっては、医療は病気と認定されることによって得る権利と失う権利およびそう認定されないことで得る権利と失う権利をめぐる政治的交渉の舞台となり、医師はそのような政治的交渉の過程に巻き込まれる。

### 近代医学を相対化することとそれにとってかわること

また、このような前提に立った医療社会学とは対照的な、もうひとつの医療社会学もありうるだろう。これは、我が国で「保健医療社会学」とか、「健康社会学」と称する研究にしばしばみられる傾向である。これを、ここでは「近代医学にとってかわる医療社会学」と呼んでおこう（P・M・ストロングは、欧米の医療社会学にも、このように近代医学にとってかわろうとする傾向を見出し、それを「社会学帝国主義（sociological imperialism）」と呼んで批判している [P. M. Strong, "Sociological imperialism and the profession of medicine," *Social Science & Medicine*, Vol. 13A, 1979, pp. 199–215]。ただし、ストロングが批判の対象にしているものは、「近代医学にとってかわる医療社会学」として以下に描くものとはかなり異なっている。彼が批判のターゲットにしているのは、むしろ、本章で展開しているような医療社会学である。とくに、医療化、社会の医療化、健康主義に関するものである。彼によれば、このような研究は、正統医療の管轄領域の拡大や人びとへの正統医療の影響力の増大に対して、それを「よくない」こと、「不当な」こととして描く傾向がある。ここでも、医療社会学は、正統医療の記述・説明と正統医療の批判の区別があいまいになる危険がある。この点については、進藤雄三「医療化」『医療の社会学』世界思想社、一九九〇年、一七二―一八五頁／佐藤哲彦「医療化と医療化論」進藤雄三・黒田浩一郎編『医療社会学を学ぶ人のために』世界思想社、一九九九年、一二二―一三八頁）。

このタイプの医療社会学は、近代医学・医療の主流にとってかわるような知識を直接に探究しようとする。そのため、近代医学を変革しようとする学説や運動で、そこに「社会的なもの」が含まれているものに共感する。ここでいう「社会的なもの」とは、病気の原因および治療の対象としての、病者の意識、行動、社会関係、文化といった社会的側面を指す。そして、それらを無批判にとり入れまとめることで、「保健医療社会学」あるいは「健康社会学」と称する傾向がある。

このようにとり入れられやすいものとしては、ストレス学説、疾患の「生物心理社会モデル（biopsychosocial model）」、QOL、ホリスティック・メディスン、病気の「説明モデル」（A・クラインマン、大橋英寿他訳『臨床人類学』弘文堂、一九九二年）、病いの「語り」（A・クラインマン、江口重幸他訳『病いの語り』誠信書房、一九九八年）、「キュアからケアへ」、インフォームド・コンセントあるいはインフォームド・チョイス、ホスピス運動などである（この傾向を典型的に示すものとしては、山崎喜比古「健康の社会学の現段階」『社会学評論』第四九巻三号、一九九八年、四〇七―四二五頁）。

このような傾向の背後には、次のような前提があるように思われる。つまり、病気についての「正しい」認識があるという前提、そして、医療者と病者の「適切で、望ましい」関係があるという前提である。しかし、先にも指摘したように、これらの前提は近代医学も共有しているものである。それゆえ、近代医学とは違う、そして、それにとってかわるべき何かを求めようとすると、上記のような「近代医学にとってかわる医療社会学」となる。

これに対して、本章で提唱しているような医療社会学は、近代医学にとってかわろうとはしない。また、近代医学を変革しようとする学説や運動からも距離をとろうとするし、それらを無条件に歓迎することもしない。なぜなら、それらが「社会的なもの」を含むために、近代医学以上に病者の体と心に対する支配におちいるおそれがあるからである（このおそれを指摘しているものに、D. Armstrong, "The patient's view," *Social Science & Medicine*, Vol. 18, No. 9, 1984, pp. 737-744がある。A・クラインマンの「説明モデル」に対してこのような批判を展開しているものとしては、M. T. Taussig, "Reification and the consciousness of the patient," *Social Science & Medicine*, Vol. 14B, 1980, pp. 3-13）。

### より深層の前提へ

医療社会学にかぎらず、社会学とはどのような学問か、と尋ねられ、それをわかりやすく説明できない、ということをしばしば体験する。このむずかしさの一因は、社会学者自身が社会学とは何かをよくわかっていない、ということであろう。「わかっていない」というのは「知らない」ということではなく、「無自覚」だということである。何について無自覚かというと、社会について研究する際の出発点になる、社会とはこのようなものだという、社会に関する前提についてである。そのような前提に立って研究しているのだが、その前提については意識していない、ということである。本章は、医療社会学について、このような前提を徹底的に自覚化する試みであったといえる。

その際に、「常識」を比較の対象として、医療社会学の考え方を描くという戦略をとった。しかし、この「常識」というのは、医療社会学の考え方を際だたせるために作為的につくり上げたものであって、本章で「常識」とした考えのすべてを抱いている誰かが存在しているわけではない。

そのうちのいくつかは医師の考えである。したがって、医療社会学は、医師の「常識」に反する部分があるゆえに、医師にはあまり評判がよくない。これはいわば覚悟の上であって、妥協の余地はない。

他のいくつかは、世界はこのように動いている、という思い込みという意味での人びとの「常識」である。このような思い込みは生きていく上では絶対に必要なものである。「この状態を病気とみなして治療する根拠は何か、その証拠はあるのか」などとつねづね考えていたら、一歩も動けなくなるだろう。しかし、医療社会学は、病気と医療に関して、このような「常識」破りをやろうとする。したがって、医療社会学は、人びとの日々の現実からかけ離れたものと映ることがある。しかし、これも覚悟の上である。

では、なぜ、医療社会学は、医師からはうとまれ、人びとからは現実ばなれしていると思われやすいことをあえてするのか。一方では、ここで、医療社会学はこんなことに役立つ、と断定的なことをいいたいのだが、他方で、それはしょせん誇大広告になるだけだ、という気もする。というのは、今日、医学にかぎらず、社会学も含めてあらゆる学問は、その社会的な承認を求めて争っているからである。それは、大学でのポスト、研究費、国家の政策への影響、そして人びとの考え方への影響などをめぐる争いである。その争いのなかで、「○○学はこのように役立つ」といったことは、どうしても誇大広告になりやすい。社会学とて、この争いに巻き込まれずに孤高を保つことは不可能である。しかし同時に、そのような争い自体も社会学の研究対象だと考えている。そこで、つつましく一言だけ医療社会学の効能と筆者が考えているものを指摘しよう。

医療社会学は、今日の医療はどこかおかしい、このままではいけないと考えている。これが医療社会学の探究を駆動する、一番深層の前提であろう。しかし、だからといって、近代医学にとってかわるような考えを提示したり、「ここがおかしく、このようにあらためるべきだ」といった、医療変革の処方箋を提示したりするのは医療社会学の仕事ではない、と考える。それは、医師だけでなく、医療サービスの受け手も含めて医療にかかわるあらゆる人びとの仕事であろう。医療社会学がめざすのは、今日の医学・医療を相対化し、いまある医療とは別の医療もありうるということを示すことで、これらの人びとが、この「おかしさ」を捉え、改革のビジョンを描くことに役立つような視点や語彙を提供するという、いわば触媒としての働きである。

**参考文献**

佐藤純一・黒田浩一郎編『医療神話の社会学』世界思想社、一九九八年
進藤雄三・黒田浩一郎編『医療社会学を学ぶ人のために』世界思想社、一九九九年
T・パーソンズ、佐藤勉訳「社会構造と動態的過程——近代医療の事例」『社会体系論』青木書店、一九七四年、四二四—四七五頁
T・パーソンズ、武田良三監訳「健康と病気の規定」『社会構造とパーソナリティ』新泉社、一九七三年、三

四一―三八四頁
E・フリードソン、進藤雄三・宝月誠訳『医療と専門家支配』恒星社厚生閣、一九九二年

# 第2章　史的システムとしての近代医療

美馬達哉

だがともあれヨーロッパは消し去られた、私にとっては見知らぬ土地（テッラ・インコグニタ）となり果てて。

（J・ジュネ、鵜飼哲・海老坂武訳『恋する虜』人文書院、一九九四年、五八三頁）

## 近代医療への新しい視座

歴史的に形成された「近代医療」という具体的な現象の具体的な分析から出発してその姿を認識すること、これは当たり前のことではあるが、実践することは必ずしも容易ではない。本章では、正統的な医学史のなかでは脇役にすぎなかった植民地医療という医療実践をキーワードとして、歴史的に形成された世界システムとしての「近代医療」を再検討する上での新しい視座を提出する。そこから導き出されうるのは、（病院医療への代案としての）地域医療、（治療的医療ではなく）予防的医療、公衆衛生的アプローチなどの「新しい」近代医療の〈起源〉は植民地医療である、という仮説である。

さて、こうした「近代医療」の再検討の前提として、最初に近代医療はどのような意味で歴史的なのか、そして、どのような意味でシステムとしてとらえられるのかについて確認しておこう。

## 1　（歴）史的ということ、システムということ

### 歴史的とはどういうことか

歴史的という言葉が何を指すのかということには、専門家のあいだでもさまざまな議論があるが、ここではごく単純に「時間とともに変化してきた（そしておそらく変化していくだろう）」という意味で使っている。ただし、変化というものは必ずしも「進歩」とは限らない。進歩という言葉には、ある特定の価値観にそった変化かどうかという価値判断が含まれているからだ。たとえば、日本では医学の進歩の象徴のように扱われる臓器移植なども、人工臓器の開発や「脳死」状態に対する治療などが本格的になれば、望ましい医療に関する価値観が変化して捨て去られてしまう技術になってしまうのかもしれない。そんな未来になってしまえば、臓器移植が医学の進歩だったとは誰も考えなくなってしまうだろう（回り道だったとされるようになる可能性もある）。村岡潔が医学史上のさまざまな例を挙げて指摘したように、近代医療の暗黙の価値観が、生物学的というよりも社会的な価値観に最終的には規定されている以上、医療が直線的に進歩していくというイメージは現実の医療の歩みとはほど遠いもので、近代医療の変化には、（スカートの丈と同じ意味での）ファッションの変化と似た側面があるのだ（村岡潔「先端医療」黒田浩一郎編『現代医療の社会学』世界思想社、一九九五年、二二五―二四四頁）。

だが、近代医療がそれなりの（少なくとも近代社会の価値観からみる限りの）「発展」をとげていることは、いくつかの例外はあるにしても「進歩」ではないか、と思う読者もいるだろう。たしかに、医学知

識という形で蓄積された人間に関する生物学的知識は増加している。しかし、それが人類全体の幸福に寄与したなどということはない、とされる。たとえば、健康の度合を近代医学の物差しではかった場合（平均寿命など）でさえも、その改善は近代医療の技術的発達とはっきりした関連がみられない。古くからの記録の残る英国では、結核死亡率の低下は抗生物質の発見よりも時間的に先行している（T. McKeown, *The Role of Medicine*, Basil Blackwell, 1979）。

そもそも、現在でも、（近代医療の専門家である医師によって供給される）近代医療とはまったくといってよいほど接触しない人々のほうが地球上の人口の大多数を占めている。その視点からは、誰のための、何のための「進歩」なのかという点が問題になる。また、それ以前の問題として、医療の範囲が広がっていくこと（「医療化」）自体に対する疑問もある。（「先進国」に居住し、国営医療や公的医療保険でカバーされている、世界人口からみればごく一部の人々にとっては）二〇世紀後半では近代医療に接触する機会が飛躍的に増大している。しかし、その接触が近代医療の恩恵に浴するというべきものか、それとも近代医療に生活を支配され、振り回されているというべきものかは議論の余地がある。たとえば、I・イリイチは、こうした野放しになった近代医療の過剰から起きる諸問題を「臨床的、社会的、文化的医源病」と呼んで分析し、近代医療を捨て去ることが健康への近道だとまで議論した（I・イリッチ、金子嗣郎訳『脱病院化社会』晶文社、一九七九年）。このような空想的主張に賛同するかどうかは別にして、「近代医療の拡大はすなわち進歩である」という近代医療の支持者の一方的なプロパガンダとは距離をおくことが、近代医療を社会学の対象として扱う前提であることは改めて強調するまでもない。

## イデオロギーとしての近代医療

さて、この進歩というイデオロギーの与える悪影響の一つに、時間的前後関係を優劣の関係とみなす（進歩史観）という点がある。過去に存在した医療が「未発達で劣った医療」として扱われる場合がしばしばあるのはその典型である。しかし、医療をシステムと考える視点からは、異なった時代間、異なった社会間での優劣比較は不可能とはいわないまでも、非常に困難な問題をはらんでいることがみえてくる。外科手術の変化（「進歩」）を例に考察してみよう。

一八世紀後半、米国などでおこなわれた麻酔なしでの外科手術は、二〇世紀後半の病院などでおこなわれる麻酔下での外科手術よりも「劣って」いるのかどうか（ここでは、外科の技術的優劣ではなく、麻酔の有無だけを問題にする）。今日の患者（または、患者になる可能性のある人）の多くはその二つを比べて「二〇世紀でよかった」と胸を撫で下ろすかもしれない。同感できる感想だが、ことはそう単純ではない。なぜなら、当時は、手術にともなう痛みは自然な人間の身体の反応であって、それを無理に抑制することは好ましくないと考えられていたからだ（今日でも、出産の際に無痛分娩をおこなうかどうかでは同じような議論がおこなわれていることを想起せよ）。そのために、麻酔術が開発されて以降も、外科手術にそれを利用するべきかどうかについて長い論争があったことが知られている。痛みはできるだけ避けるのが好ましいという現在の価値観からすれば、この違いは「進歩」である。しかし、痛みは治癒に必要な自然の過程であるという当時の価値観からすれば、麻酔は単にどうでもいい不必要な技術なのである。一部の薬物に麻酔作用があること自体は、当時すでに知られていた以上、外科手術において痛みを取り除くかどうかを決定したのは、技術の有無ではない。むしろ、痛みを医学の理論と実践のなかでどう位置付けるかという点は二つの時代でまったく異なっており、その違いが麻酔術の有無を決定しているのだ。人間の痛みという経験をとりまく社会的諸関係の網目の変化に応じて、ある技術（この場合、麻酔術）が医療の一部に取り込まれるかどうかは規定される。このように、医療を、個々の技術や方法の変化ではなく、健康と病気をとりまく経験・態度・行動などまで含めて一つのシステムとして考察の対象にすると、直線的な進歩や進化とはほど遠い複雑な歴史的過程があらわれる。

## ヘルスケアシステムと疾病論システム

本章ではこのような広い意味でシステムとしての医療という言葉を使うが、これに対して、一般的にシステムとしての医療というときには、医療の供給制度や保険制度などを指すことが多い。しかし、供給制度などは、医療というシステムの「ヘルスケアシステム」としての側面、つまり、医療がいかに社会的に実践されているかという側面であり、医療システムのごく一部にすぎない。このヘルスケアシステムの差異や変化に注目するという考え方は、ややもすると、近代医療の「疾病論システム」つまり、医学知識や医学理論の側面を、普遍的・恒常的とみなすことにつながった。近代医療の「疾病論システム」が、それ自身として社会学研究の対象とされることが少なかったのは、伝統社会の民族医療の疾病分類などが人類学の観点から数多く研究されてきたのと対照的である。佐藤純一は、近代医学理論（「疾病論システム」）の普遍性を疑問視し、その一例として病気の「危険因子」という概念を取り上げ、それが価値中立なものではなく、「国家と医学の利益と権力を保全する方向」のものであると批判している（佐藤純一「医学」黒田浩一郎編『現代医療の社会学』世界思想社、一九九五年、二一―三二頁）。たとえば、多くの疾病の発症は所得階層との強い関連があることが知られているが、「所得が低い」という政治経済的要因がそれ自体、危険因子として医学的に設定されることはない（医師が、労働組合活動を通じて賃金を上昇させることを、疾病予防のために勧めることはあまりない）。危険因子として設定されるのは、個人的とされる要因（飲酒、喫煙、食生活などライフスタイルに関わるもの、コレステロールなどの検査数値）に限局されてしまうのである。これは、特定の社会のありようではなく、個人のありように病気になることの責任をおわせるというイデオロギーを反映しており、政治的社会的問題を隠蔽し、近代医療を通じた個人の生活の管理を強化する面をもつという。こうした観点からみれば、近代医学理論（「疾病論システム」）は、単に生物学的知識の積み重ねではなく、特定の利害を反映しながら社会的に構成されていく知識と考えられるだろう。

ここまでは、主に（近代医学と呼ばれる理論面も含めて）近代医療というシステムを相対化するという視点から議論を進めてきた。近代医療をさまざまな医療の一つにすぎないものとして批判的に見直すことが重要であることはいうまでもないが、その相対化という作業それ自身はいわば準備作業であり、近代医療とはいかなるシステムなのかという問いに直接に答えるものではない。その答えの不在という理論的真空をしばしば埋めていたのは、近代医療と西洋医療を同一視するイデオロギーであった。

## 2　近代医療は西洋的か?

### 近代性/西洋性

「近代医療は単に西洋医療にすぎない」というスローガンは、一九七〇年代以降、文化相対主義の立場からの近代医療批判の常套句として使われた。西洋という特定の文化に由来する近代医療は必ずしも普遍的・絶対的ではなく、非西洋文化の医療(たとえば伝統医療)や過去の医療も、近代医療と同等の社会的実践であり、そのあいだには優劣はない、ということも(批判的)文化人類学の立場から主張された。こうしたスローガンは、近代医療を無批判に「進歩」とみなし、近代医療の物差しをすべてにあてはめようとする傾向を是正するには役立ったのかもしれないが、近代医療そのものを社会学の対象として批判的に見直すという点では無意味なものだった。しばしば、近代医療の西洋性に対する批判は、現実に存在している近代医療システムを具体的に分析するという作業からかけはなれ、イデオロギー的な近代性批判の決まり文句と代替医療への手放しの賛美とニューエイジサイエンス的な蒙昧のごった煮となった。

当たり前のことを確認しておくが、近代医療が西洋社会を起源としているという事実は、必ずしも、近代医療が一〇〇%西洋的であるということを意味するわけではない。私たちが、今日、近代医療にもっとも特徴的な性質(たとえば、科学性、普遍性志向など)とみなしているものは、西洋医療に伝統的なものとはいえない。そもそも、西洋医療の理論システム(西洋医学)が近代科学をその中心に据えたのは、一七世紀頃の近代科学の出現以降のことであるが、西洋医療は近代科学とは無関係にそれ以前から存在していた。

近代医療の普遍性志向については、西洋医療とインドとの接触の歴史的経過に関してD・アーノルドが述べていることが参考になる。

（一九世紀後半とは対照的に）一八〇〇年より以前には、ヨーロッパ人は現地の医師の治療に頼っていた。その理由は自分たちの仲間の医師があまりにも少なかったということと同時に、一部は現地の医師のほうがその土地の病気（と治療法）をよく知っているはずだと信じていたということもあった。……東インド会社は一六六二年に従業員に対して『インド人ははるかにすぐれた薬をたくさんもっているので』という理由から、高価な輸入薬ではなく、現地の薬を使うことを奨励している。
(D. Arnold, "Introduction : disease, medicine and empire," in D. Arnold, ed., *Imperial Medicine and Indigenous Societies,* Manchester University Press, 1988, pp. 1-26, p. 11)

これは、正しい「科学的」医療を世界に広げることを当然の目標としている今日の国際医療協力などとは、大きくかけはなれた考え方である。地理的（ないし文化的）な制約を受けることを否定し、普遍性を志向するという特徴は、西欧の一部の土着的伝統的医療としての西洋医療と、私たちがここで取り扱おうとしている史的システムとしての近代医療を区別する基準の一つともなる。

この普遍志向性という特徴には二つの側面ないし段階がある。通常、近代医学が普遍的という場合は、西洋社会も非西洋社会も含めて、個別の文化の差異に関わらないという意味である。しかし、その前提としては、近代医療は、（原則としては）その社会のあらゆる社会階層に適用可能な医療である（当該社会内部において普遍的）ということが必要となるからだ。この第二の側面、つまり近代医療の価値観と社会階層の関連という視点から示唆的なのが、「清潔」という概念とそれをとりまく社会的実践の変遷である。今日では「清潔」は近代や文明の象徴のように用いられているが、G・ヴィガレロの社会史的研究が示すように、「清潔」の規範は時代とともに、また同じ西洋社会でも階層によって異なっていたのだ（G・ヴィガレロ、見市雅俊監訳『清潔（きれい）になる〈私〉――身体管理の文化誌』同文舘出版、一九九四年）。

### 西洋における「清潔」の変遷

一七世紀頃の西洋社会での「清潔」のモデルは国王と貴族たちであり、服装の豪華さや香水の使用が「清潔」を生み出すと考えられていたという。これに対して、（現代では「清潔」の基本と考えられている）水浴などは、身体のためにはならない一種の奢侈と当時はみなされた。つまり、「清潔」は宮廷での礼儀作法の一部としての意味しかもっておらず、民衆とはほとんど関わりないものだったのである。さて、一九世紀にブルジョアジーが社会的な力をもつにつれ、この貴族社会の「清潔」モデルは人工的で不自然であるとして、旧体制ともどもブルジョアジーによって批判されることになった。ブルジョアジーにとっての「清潔」モデルは、外面的なものではなく、身体を活動的にそして生産的にする方法であった（たとえば積極的な冷水浴で身体の活力を高める）。政治経済的にブルジョアジーが力を増すと同時に、文化的にもブルジョアジーの「清潔」が西洋社会の規範となっていった。革命によって旧体制が否定された後は、そのブルジョアジーの「清潔」の規範は、「衛生」として、一方的に「不潔」と規定された下層階級の人々に押し付けられていく。

この過程にあらわれているのは、誰にとっての清潔かということからみた「清潔」の三つの様態である。国王の「清潔」とは臣下の立場から「みられる」ものであり、それ自身として（即自的）価値があるものとされる。第二の清潔であるブルジョアジーの「清潔」は、ただ国王に代表されるような旧体制とそのみせかけの「清潔」を批判するイデオロギー的な武器にすぎず、社会一般を統制する規範としての機能を果たしてはいない。これは、他者を批判することによってのみ相対的価値をもつ対自的価値とみなすことができる。第三の段階において、「清潔」が効率的で有用な生のありかたとして下層階級に強制されるとき、はじめて「清潔」は「不潔」に対立する意味作用をもちはじめる。「清潔」であるためには貴族である必要はないが、「不潔」から身を守るために「衛生」という方法には従わなくてはならない。この第三の「清潔」は、（第一の）宮廷生活での礼儀作法としての「清潔」とは、ほとんど共通点をもたない。たえざる自発的注意と監視が必要とされるという意味で、この衛生を通じた「清潔」の内面化が、近代的な意味での「清潔」であることは明らかだろう。また同時に、この最後の段階の「清潔＝衛生」は、下層階級、支配階級を問わず、社会の普遍的な規範となったと考えられる。

## 医療化における陣地戦と機動戦

また、西洋社会の近代医療における西洋性と近代性の違いということを端的にあらわしているのが、近代医療の周辺領域として医療倫理やバイオエシックスが存在しているという事実それ自体であろう。伝統社会においては、その社会における医療（民族医療）は、社会システムのなかに統合され、原則的に文化的規範とも一致している。たとえば、初期ユダヤ教社会では、いくつかの病気（「らい」など）は宗教的に「汚れた」病気で治癒しないとみなされており、そもそも医療的介入の対象にはならなかったとされる。その社会の人々にとっては、医療的介入をおこなうべき患者（病気）が（今日の視点からみてのことだが）限定されていることは当然のことなのである。したがって、「汚れた」病気の治療の是非に関する倫理的問題が、医療者や社会に提起されることもまたありえない。つまり、医療というシステムが対象とする範囲（何が医学的治療を必要とする病気か？）は、社会システムの中心的価値観（この場合は宗教的システム）によって直接的に規定されており、その意味で、医療は常に社会的・文化的制約の内部での活動であることを前提としている。これに対して近代医療の医療システムは他の社会的システムから相対的に独立しており、「医療化」（その問題に対処できる能力が医療にあるかどうかとは無関係に医療の対象が拡大していくこと）が、医療以外の社会的システムと矛盾や葛藤を起こすことも多い。同様に、倫理的問題が近代医療に常につきまとうという事態もまた、人権意識の高揚や近代医学の非人間性の結果というよりも、近代医療と西洋社会の価値観のあいだの構造的ずれの反映なのだ。

非西洋諸国においては、このずれは、倫理的問題としてではなく、しばしば近代医療を導入しようとする支配層（ないし植民者）と民衆のあいだの文化的・政治的対立としてあらわれた。筆者がかつて指摘したように、一九世紀末から二〇世紀にかけての日本でみられた「コレラ一揆」や「検梅拒否」は、こうした対立に由来すると考えることができる（美馬達哉「病院」黒田浩一郎編『現代医療の社会学』世界思想社、一九九五年、五九―八〇頁）。より錯綜した事例としては、一九一八年のインフルエンザの世界的流行の際に、南アフリカの植民地地域に蔓延した反（近代）医療運動がある。インフルエンザ自体は、植民地貿易によって持ち込まれ、当時の近代医療（現在もほぼ同じだが）はインフルエンザに対する有効な治療方法をもっていなかった。そして、植民地経営の中心であった鉱山では、病者の強制的な収容がおこなわれ、そこから他の地域に逃げ出した人々が南アフリカ全域に流行を広げることになった。インフルエンザが「白人」に由来することは、当時の現地人もはっきりと意識しており、従来の病気の説明モデルでは理解不能な病気とされ、伝統的な治療儀礼も無効とされていたという。こうした状況下で、伝統文化でも近代医療でもない反医療運動として「アフリカ精霊教会」の運動の高揚が引き起こされた。西洋の植民地経営に対する反感がベースにあったにもかかわらず、西洋由来のキリスト教の分派という形態の宗教運動になった点は、社会のなかで文化の果たす役割が固定的なものではないことを示しており興味深い。T・レンジャーは、インフルエンザ流行を総括して次のように述べている。

結局、インフルエンザの世界的流行がアフリカの医療史のなかで果たしたもっとも重要な役割とは反医療運動に大きくはずみをつけたことだった。（T. Ranger, "The influenza pandemic in Southern Rhodesia : a crisis of comprehension," in D. Arnold, ed., *Imperial Medicine and Indigenous Societies*, Manchester University Press, 1988, pp. 172-188, p. 186）

近代医療のゆっくりとした勃興を経験した西洋社会とその急速な導入を強制された非西洋社会という

二つの様態を、Ａ・グラムシにならって医療化における陣地戦と機動戦になぞらえることもできるだろう。しかし、陣地戦の重要性を強調するグラムシに反して、ここで主張したいのは陣地戦を理解する鍵となるのは機動戦であるということだ。陣地戦のゆっくりとした歩みのなかではは っきりとはみえないものが、機動戦の一瞬の閃光のなかではくっきりと照らし出される。近代医療が塹壕を掘りながらゆっくりと社会のなかに地歩を占めていった西洋社会ではなく、近代医療がその社会にとって明らかに外来的なものとして短期間に強制された植民地において、近代医療の姿を見直すこと。

過ぎ去った事柄を歴史的なものとして明確に言表するとは、それを〈実際にあった通りに〉認識することではなく、危機の瞬間にひらめくような想起を捉えることを謂う。（Ｗ・ベンヤミン、久保哲司訳「歴史の概念について」『ベンヤミン・コレクション１　近代の意味』ちくま学芸文庫、一九九五年、六四九頁）

## 3　植民地医療は近代医療の応用ではない

### 医療と植民地主義

軍事的・政治的覇権を背景とした経済的搾取としての植民地主義は批判されて久しい。同時に、その植民地主義を支えていた「生まれつきすぐれている白人が、有色人種を支配するのは当然だ」などというイデオロギーもまた国際的に到底受け入れられないものとなっている。しかし、植民地政策のなかでも、植民地状況下の医療に関しては「植民地主義の唯一のエクスキューズ（言い訳）」として、これまでは肯定的な評価が下されてきた。これについての支配的な解釈では、植民地医療は経済的搾取と政治的抑圧という「鞭」に対して「飴」の役割を果たしたとされる。つまり、近代医療（の導入）それ自体は何ら非難されるべきことはないが、それが意図的に、あるいは結果として、植民地主義による搾取のための道具として使われた点だけが問題とされたのである。これに対して、一九七〇年代以降、「近代医療＝善」と一方的にみなす図式を西洋文化中心主義として批判して、近代医療の導入それ自身を、現地の土着文化を破壊する文化帝国主義の実践とみる思潮があらわれた。しかし、実際の植民地状況で近代医療の果たした役割は、単なる「文化的植民地化」とだけみなすことはできない両義的なものである。たとえば、以下の引用が示すように、民族解放闘争のなかで、近代医療の訓練を受けた土着エリートが、押し付けられた近代医療という価値観を逆手にとって、植民地状態は健康破壊的であるという批判を西洋社会に対して向けることがしばしばある。

インドにおける西洋医療と公衆衛生に関する輝くばかりの美辞麗句と欠陥だらけのその現実の姿の対比は、植民地権力に対して向けられ、その偏狭な人種差別主義とヒューマニズムの欠如が批判された。健康と衛生に関する西洋的な理想は、植民者のものではなくなり、インドの新しい自己意識と国民国家のためのものとなったのだ。（D. Arnold, *Colonizing the Body : State Medicine and Epidemic Disease in Nineteenth-century India*, University of California Press, 1993, p. 289）

## 植民地での医療／本国での医療

近代医療の導入をどのように評価するにせよ、植民地医療の実践それ自体に関しては、単に本国での医療を植民地向けに改造したもので（たとえば「熱帯医学」という分野区分など）、近代医学の主要な方法論を単に別の地域の「疾病構造」に応用したものにすぎないと考えられてきた。こうした植民地医療のイメージは、植民地医療がみならうべき近代医療がすでに西洋本国で確立されていたということを前提としている。だが、その当時の植民地に導入された「近代医療」は今日の私たちが思い描く近代医療とはかなり異なっている。先に紹介したように、植民者が現地の医療に頼るのをやめ、本国から持ち込んだ医療を本格的に展開するのは、主として一九世紀後半である。これに対して、感染症に用いられるサルファ剤や抗生物質の開発は、一九三〇年代である。つまり、一九世紀当時の西洋医療が、（近代医療の意味での）治療水準として、他の地域の医療システムよりも突出したものだったとは考えられないのである。そもそも、近代医学の中心的方法論とみなされている特定病因論（特定の病気には特定の原因があるという考え方）が、はっきりとあらわれるのは細菌学者R・コッホを嚆矢とする一九世紀末の細菌学の勃興をまたなくてはならない。つまり、植民地医療が（今日の私たちが理解する意味での）近代医療の応用であるという見方には歴史的根拠はない。むしろ、本国での（狭義の）近代医療の形成と植民地での植民地医療の形成はほぼ同時代であり、システムとしての近代医療は当初から、この二つの要素をもっていたとみるほうが現実をよりよく説明していると考えられる。もしそうだとすれば、西洋社会や日本のように植民地化されなかった社会での（狭義の）近代医療に偏った従来の研究は、いびつな近代医療のイメージを生み出しかねないだろう。まず手がかりとして、植民地医療をいわゆる（狭義の）近代

表2－1　近代医療と植民地医療の比較

| | 本国での（近代）医療 | 植民地医療 |
|---|---|---|
| 文化的側面 | 土着医療から内発的に生じた<br>背景となる文化は西洋文化で共通 | 土着の文化とは異なった文化にもとづく医療 |
| 介入の目標 | 医学的治療 | 効率的・経済的植民地運営<br>植民者を伝染性疾患から守る |
| 医療の担い手 | 専門家である医師が中心 | 植民者の医師（行政官も兼ねる場合も多い）<br>土着のエリート |
| 医療の対象 | 国民 | 植民者<br>有用な現地人（労働者，兵士） |
| 医療の場 | 病院 | 軍（兵舎）・工場に付属の施設<br>検疫所<br>伝染性疾患用の一時的入院施設 |

医療と対比して、特徴づけてみよう。

植民地医療の最大の特色は、導入された医療と現地の社会の文化的背景の差異である。つまり、植民地とされた社会には、近代医療とは異なった（時には複数の）医療システム（東アジア地域での中国医学や、インドのヴェーダ医学など）がもともと存在しており、そこに導入された近代医療（植民地医療）も加えた多元的医療システムが成立すると考えられてきた。医療人類学的研究の多くも、伝統社会をこの枠組みで理解しようとするものだった。医療の多元性自体は事実といいうるが、前節で「清潔」の例を挙げて指摘したように、植民地と本国（西洋社会）を対比し、植民地状況でだけこうした事態が生じたとみなすことは誤りである。今日でも、民間医療や非正統医療を含めれば、西洋社会でも多元的医療システムが成立していると考えられる（ただし、多元的であるということは、複数の医療システムが同等であるということを意味するわけではない）。

陣地戦の比喩で表現したように、西洋社会では、近代医療の歩みは数世紀にわたるゆっくりとしたものであったし、既存の西洋医療と妥協しながら支配的なものとなっていった。その意味で、近代医療を総体として認識するという私たちの目的にとっては、西洋社会における近代医療はあまりにも「西洋的」であるとさえいいうるかもしれない。その一つの例と考えられるのは、医療のもつ経済的側面である。西洋社会においては、既存の医療システムとりわけキリスト教的慈善によって運営される「病院」という制度が存在したために、病院制度のもつ経済的効率という側面は問題化されることが少なかった（むしろ、病院制度自体を前提としたその運営のための保険システムという形式で問題化された）。また、西洋社会での近代医療は、病院という既存の隔離収容施設の存在を前提にした医療システムとして生み出されたのである（近代医療の医学理論が病院制度を前提としていることに関しては、M・フーコー、神谷美恵子訳『臨床医学の誕生』みすず書房、一九六九年）。一方、植民地においては、植民地経営の効率化は当初からの最大の問題であり、医療もまたその一部に組み込まれていた。とくに、植民地主義の全盛期には、合理的な植民地経営と現地の健康状態の改善は並行するものと考えられ、近代医療の積極的導入がはかられたのである（後述する「栄養不良」の社会的構成の例を参照）。医療の成功度をはかる基準として、多くの（当時までの西洋社会も含めて）伝統社会では、患者・親族などを満足させたか、正しい文化的・宗教的規範に従っているか（邪術ではないかどうか）、などという点が問題とされてきた。これに対して植民地医療が、現地の文化的規範とは無関係に経済的効率ということを医療の中心的構成要素としたときはじめて、西洋医療は、西洋社会とその文化的価値観から離陸したシステムとしての「近代医療」となったともいいうるだろう。

## 近代医療の二つの装置

M・フーコーは、一八世紀フランスにおける医療専門職の成立の前提となる社会的配置を「健康保全の政治」と呼び、その二つの主軸を次のように説明している。

病人をそれとして担当することのできる装置の構築（健康が回復すべき状態という意味を持ち、到達すべき目標という意味を持つのはまさにこの装置のためなのである）。そしてまた、住民たちの『健康状態』を常時観察し、測定し、改善しうる装置の整備。この装置にあっては、病気は、一連の多数の要因に従属した一変数でしかない。（M・フーコー、福井憲彦訳「健康が語る権力」桑田禮彰他編『ミシェル・フーコー　一九二六―一九八四』新評論、一九八四年、一二二―一四一頁）

この鋭い指摘は、近代医療という史的システムの複合的な特徴を正確にいいあてている。だが、ただ一つ付け加えることがあるとすれば、この二つのタイプの装置の配置は、単純化していえば、西洋本国と植民地という地理的・政治的・経済的布置と重なりあっていたという点である。西洋社会において支配的であった（狭義の）近代医療は「病人をそれとして担当することのできる装置」つまり、病院という制度を中心としてきた。このタイプの医療（狭義の近代医療）だけを近代医療システムの中心的モデルと考えるならば、植民地医療はそのモデルからの逸脱か後退でしかない。しかし、フーコーの挙げている第二のタイプの装置という観点からみれば、植民地医療は、近代医療のもう一つの装置を現実化したものなのである。

## 植民地医療の特徴(1)——介入の対象

この観点から、植民地医療のなかに結晶化している（広義の）近代医療の特質を、ここでは大きく三点にまとめることにしよう。まず、第一は、植民地医療による介入は、患者、つまり病気になった（と診断された）個人の治療それ自身を目標とするわけではないという点である。植民地医療という問題設定では、そのかわりに、疫病の管理と罹患率の低下、そして平均寿命の延長などの数値、つまりマスとしての全体（「人口」）が示す数値が介入の効果をはかるインデックスとして登場している。具体的な個人が病気であるかどうかではなく、その地域の人口全体を確率的にみたときの病気になる可能性という問いがあらわれているのだ。そして、そうした病気になる可能性を規定する要因を「風土」という地政学的なもののなかに見出すとき、「熱帯病学」という分野が誕生することになる。たとえば、「栄養不良」という問題は、一人一人を対象とする限り、その個人に十分な食料を保障することで解決しうるだろう。その延長線上で、「栄養不良」は一九三〇年代には経済的問題と考えられた。だが、一九三九年に、栄養学的調査によって「植民地での栄養不良」が「発見」されると、それは「現地人の（栄養学に対する）無知」と「偏った食生活」に起因するものと説明され、植民地一般の政治・経済的な構造的問題ではなく、その地域の文化の問題とされたのだ。こうした事例は、従来、栄養学が植民地主義を正当化するための欺瞞の役割を果たしたものと解釈されてきた（M. Worboys, "The discovery of colonial malnutrition between the wars," in D. Arnold, ed., *Imperial Medicine and Indigenous Societies*, Manchester University Press, 1988, pp. 208-225）。しかし、むしろここで注目すべきなのは、栄養学的調査がおこなわれるきっかけとなったのが、一九二五年の南アフリカでの株価暴落の際に、英国で植民地経営に関する調査委員会がつくられたことだったという点である。決定的なことは、個人の栄養不良から集団の健康状態＝経済状態への問題設定の変化（一九二五年）なのであり、それが、経済学的問題とされるか栄養学的問題とされるかはある意味で二義的なことなのだ。また、人口全体という集団が対象となるということは、病者だけではなく健康者も医療による監視と配慮の対象になるということを意味する。したがって、一部の医療社会学が前提としているような具体的な個人を対象とする医師－患者関係という医療モデルは、植民地医療を理解するには有効ではない。

### 植民地医療の特徴(2)――専門職

それと密接に関連して、第二の特徴と呼びうるのは、植民地医療が実践される場合の手段のなかで、専門家としての医師の役割が中心的ではないという点である。植民地における近代医療は、まず何よりも医療行政であり、権威的・教育的にしばしば住民全体を対象とした。この点は、（狭義の）近代医療が、病院という閉域に囲い込まれた人々を対象としていることと対照的である。植民地には、「囲い込むにはあまりにも多すぎる人々」がいたのだ。西洋社会を基準として近代医療を考えれば、植民地において治療対象となったのは、一握りの植民者と土着のエリートだけであろう。しかし、衛生教育（既存の文化慣習の破壊という側面ももつ）や検疫など、集団を対象とするタイプの介入は、「進歩的な」植民地行政として広い範囲で恒常的に実践されていたのだ。医療システムを発動させるのは、医師への患者の訴えではなく、行政上の必要性であり、医師による診断の結果に結びつけられるのは医学的治療というよりも行政的措置となるのだ。従来の医療社会学は、西洋社会において成立した医療専門職による支配

（E・フリードソン、進藤雄三・宝月誠訳『医療と専門家支配』恒星社厚生閣、一九九二年）を、しばしば近代医療システムの必然とみなしてきた。しかし、以上で簡単にまとめたように、植民地医療は①専門職は（行政組織に対して）相対的な自律性しかもっていない、②専門職の「内的規制」は（内的というよりも）植民者による土着エリートに対する文化的植民地化となる、という二点で、（狭義の）近代医療とは大きく異なっている。

## 植民地医療の特徴⑶——病院

三つめの特徴は、以上の帰結になるが、病院の役割が植民地医療のなかではそもそも小さいという点である。これは、植民地医療という「飴」は最低限しか与えられず、結局は搾取のためのみせかけのヒューマニズムであった、という理由からではない。植民地医療には、そもそも具体的な病者という契機が希薄なのであり、その限りにおいて「治療機械」である病院も重要性はもたないためである。そのことを象徴するのが、植民地と本国での囲い込みが果たす役割の違いである。西洋社会での（狭義の）近代医療は囲い込まれた人々の一部を治療されるべき患者として取り扱うことから出発した。これに対して、植民地医療において、囲い込まれるのはむしろ「健康で有用な人々」のほうである。兵舎、プランテーション、工場などは、そうした囲い込みの装置として機能する。そして、医療が果たす役割は、囲い込まれた人々を治療するのではなく、囲い込むかどうかを選別するということになる。その意味で、フーコーが述べたような健康度の恒常的なチェックは、植民地医療の中心的実践と考えられる。そして、その中心的制度は、囲い込む病院ではなく、囲いの内と外を生み出す検疫所となるのだ。

表2-2　危険性の医学とリスクの医学の比較

| 危険性の医学 | リスクの医学 |
|---|---|
| 生物医学 | 公衆衛生，疫学 |
| 疾病の治療 | 疾病のチェック・予防 |
| 施設を基盤にする | 反-施設的 |
| 個人が対象 | 集団が対象 |
| 患者 | 統計的データ・数値 |
| 診断と治療は一体 | 治療はさまざまな医療関連職で分担 |
| 専門家としての医師が中心 | 医師の役割は限定的 |

（R. Bunton and R. Burrows, "Consumption and health in the 'epidemiological' clinic of late modern medicine," in R. Bunton, S. Nettleton and R. Burrows, eds., *The Sociology of Health Promotion : Critical Analyses of Consumption, Lifestyle and Risk*, Routledge, 1995, p. 207 より筆者が改変）

**リスクの医学**

さて、二〇世紀後半、とくに一九六〇年代以降の西洋諸国での近代医療システムのありかたは、フーコーのいう第一のモデルつまり、病院という収容施設を中心にした近代医療から徐々に離れつつある（たとえば、地域医療の重視など）。そのことをR・カステルは、「危険性（dangerousness）」を扱う臨床的医学からリスク（危険因子：risk factor）の疫学的医学への移行として分析している。彼はリスクを危険性と対比させて次のように定義する。

> リスクは、具体的個人や集団のなかに体現化された特定の正確な危険性から生じるものではない。リスクとは、望ましくない行動様式を高めるような抽象的『諸要因』の組み合わせの効果なのである。（R. Castel, "From dangerousness to risk," in G. Burchell, C. Gordon and P. Miller, eds., *The Foucault Effect*, Harvester Wheatsheaf, 1991, pp. 281-298）

たとえば、喫煙行動は、それ自体では（今のところ）一つの病気（危険性）ではないけれども、さまざまな病気を引き起こす原因になるかもしれないリスクとして問題化される。そして、リスクに対する介入は、リスクが病気そのものではない以上、（狭義での）医師による医学的治療というよりも、健康状態のチェックや予防、つまり栄養指導や生活指導となり、さまざまな医療関連職種によって担われるように変化する。また、このリスクの医学が取り扱うのは、個人としての病人本人というよりも、医療・看護・介護・ソーシャルワークなどの視点からファイル化された病人に関する情報となる。伝染性疾患患者は、危険性の医学のなかで扱われるだろうが、伝染性疾患の多い地域として数値化され、病気になりやすいリスク行動をとる人々としてファイルされてしまえば、そのコントロールはリスクの医学の問題設定のなかに組み込まれるのだ。

本章で提出した視点からみると、今日の検診や人間ドックは、病院での（狭義の）近代医療からの発展というよりも、植民地医療の論理的な延長線上にあると考えられる。したがって、リスクの医学を、新しくうまれたポスト近代医療システムとみなすことは非歴史的な見方であろう。植民地医療で確立された近代医療モデルが、洗練された形で拡散したものがリスクの医学なのだ。

## 4　インターステイトシステムとしての近代医療

### 世界システムのなかでの近代医療

植民地医療が近代医療の不可欠の一部分として重要であるということは、すなわち近代医療が、常にすでに「国際的《インターステイト》」なシステムであることを意味する。前節で指摘したように、近代医療という史的システムは西洋で成立して、その後に世界へと拡大したわけではなく、植民地主義によって政治経済的に結合された世界システムから、本国と植民地において同時期に二つの異なったモデルとして生まれている。

病院を中心とする（狭義の）近代医療システムは、一国内において「制度的に構成されている医療」（佐藤、前掲論文、一三頁）であり、その地位は最終的には医師免許と医療機関としての承認という形式で、国家権力によって保証されている。それが民衆の大多数の同意を得た制度であり、同時に社会統制的機能を果たしているという点で、このシステムは、（日本のように公営ではなく民間セクターが支配的である場合でも）国家（のイデオロギー）装置（L・アルチュセール）の一つとみなすことができる（美馬、前掲論文）。

これに対して、植民地医療というシステムの場合は本国と植民地間また植民地主義勢力間の相互作用によって規定されるのであり、一つの国民国家という枠組みのなかでのみ機能するということはありえない。たとえば、国際貿易における検疫制度は医療の一分野であると同時に、常に国際法や条約のような取り決めを必要とする。そして、検疫が国境を超えた「自由な」経済活動を阻害すると考えられた限りで、しばしばその基準や期間は政治的・経済的争点となった。つまり、国際貿易によって利益を得るグループないし国家は検疫を最低限に抑えようとしたし、その反対に商品の流入に脅かされている人々は検疫を絶好の障壁として利用しようとしたのである。ヨーロッパとオスマントルコの代表を入れた検疫に関する委員会は、すでに一八三八年からイスタンブール（コンスタンチノープル）で開かれはじめ、一九二四年の国際連盟の健康委員会まで引き継がれている。

また、より積極的な医療の展開としては、疫病の流行への（国際的）対策がある。とくにコレラのパンデミー（全世界的流行）に対応して、一八五一年から国際衛生会議が繰り返し開かれた。植民地主義が批判された二〇世紀中頃、とくに戦間期（一九一八―三九年）は、国家を超えた枠組みでの医療システムの基礎が構築された時期でもあった。そうした過程を典型的に示しているのは、赤十字という組織の変容であろう。一八六三年に設立された当初は、「赤十字国際委員会」として病気一般ではなく戦争による傷病兵の保護を目的としていた。第一次世界大戦後に、国際的医療システムの必要性が主張され、はじめて、戦争による被害だけではなく、平和時にも対応した今日のような制度に変化したのである。今の「国際保健機関（World Health Organization）」の前身である「国際連盟保健機関（League of Nations Health Organization）」が整備されるのもほぼ同じ時期である（P. Weindling, ed., *International Health Organisations and Movements, 1918-1939*, Cambridge University Press, 1995）。こうした国家を超えた近代医療／植民地医療システムを担う諸制度が、重視した数値の一つに乳幼児死亡率や出生率があった。そのことは、医療的な配慮が必要な「子供」という問題設定を創出することを通じて、出産と子育て（人間の再生産）という社会の基本的な過程に、近代医療／植民地医療を組み込んだのである（「子供」という概念がいかにして近代西洋社会で作り出されたかについては、Ｐ・アリエス、杉山光信・杉山恵美子訳『〈子供〉の誕生――アンシァン・レジーム期の子供と家族生活』みすず書房、一九八〇年）。また、こうした数値は、同時に国家レベルでの医療や健康水準を示す指標としても国際的に扱われ、植民地解放後の独立した諸国家で同じ方向性を採択させ続けることに結びついた。

## 今後の展望

医療専門職の社会学的分析に関しても、従来の研究は医療専門職が一国家内部でもっている権威や権力、およびその専門職支配が成立するまでの過程が主として取り扱われてきた。しかし、この専門職支配が、植民地医療では必ずしも成立していないことは前節で述べた。また、（広義の）近代医療の特質がインターステイトシステムという点にあるとすれば、近代医療の医療専門職が国家の枠組みを超えた国際的な組織を形成したことのもつ積極的意味を分析することもまた重要と考えられる。インターステイトシステムとしての近代医療／植民地医療のなかで、植民地医療という様式と国際的な医療機関という制度のあいだの関連性の解明、またそれらのシステムからみた第二次世界大戦以降の国際医療協力の位置付け、といった問題は、本章の範囲をすでに超えており、今後の研究にゆだねられる。

医療社会学、医療人類学、医史学などの言説は、医療を対象とする（of medicine）場合でも、しばしば、医療を一つの閉じたシステムとしてとらえ、特定の社会や国家の内部での状態やその変化を考察の対象としてきた。しかし、本章では、植民地医療というレンズを通してみることで、近代医療が国境や文化の境界を横断するインターステイトシステムとして成立したものであり、一国家・一文化の内部には限定されえないということを示した。二〇世紀後半に新しく登場してきたかにみえるライフスタイルの医療化（「リスクの医学」）の淵源は、植民地医療の延長とみなすことが可能である。

参考文献

D. Arnold, ed., *Imperial Medicine and Indigenous Societies*, Manchester University Press, 1988

D. Arnold, *Colonizing the Body: State Medicine and Epidemic Disease in Nineteenth-century India*, University of California Press, 1993

# 第Ⅱ部

## 科学・専門職・国家

# 第3章　抗生物質という神話

佐藤純一

科学の他の分野よりも医学では、先験主義的な哲学的姿勢と合理化された信念とによって、理論と実際とが、なおさら常に支配されてきた。医学史に影響をあたえてきた社会的諸力は、悪魔にたいする原始的な恐怖から信仰療法にたいする今日の人気にいたるまで、また、「健康法は科学よりも道徳に属する」というルソーの主張から、病気は薬品で征服できるという現代の幻想にまで及ぶ。

時の流れのなかで栄えてきた医学のユートピアのうちで、最も不断に、また多様な形態で開花した信念は、疾病は地上から根絶できるという考え方である。現代では、この幻想は実験科学の魔法のような力を無批判に信じることから生まれる。

（R・デュボス、三浦修訳『理性という名の怪物』思索社、一九七四年、七一頁）

## 1　抗生物質とは

### 抗菌薬としての抗生物質

R・デュボスは、（ウイルス学も含めた）細菌学パラダイムが近代医学の理論と実験の中心部分を構成した「細菌学黄金時代」を担った細菌学者であった。しかし彼の近代主義的合理的思考は、彼が依拠していた近代医学の論理枠を越えて、近代医学批判・近代科学批判、そして近代西欧文明批判として展開された。「科学とユートピア」と副題がつけられた右の著作の原書は一九六三年の出版であるが、内容は一九六〇年の講演文によって構成されている。この書に表現されたデュボスの批判（懸念？）から四〇年たった現在、「病気は薬品で征服できるという現代の幻想」や「疾病は地上から根絶できるという考え方」は、逆に（懸念通り？）ますます強固なものになっている。これらの「幻想」を社会的に支え強化しているものの一つが、「抗生物質が多くの感染症を撲滅した」という言説であるといえる。

本章は、この「抗生物質が多くの感染症を撲滅した」という言説を「抗生物質の神話」と位置づけ、この言説（神話）を構成している論理、社会的に規定している諸関係と構造を検討して、「抗生物質の神話」の脱神話化・相対化を試みたい。

> 抗生物質：生物とくに微生物によってつくられ、微生物その他生活細胞の機能を阻止または抑制する物質である。（『医学大事典』南山堂、一九七八年、六七二頁）

つまり、「細菌などの微生物によって作られ、他の細菌などの微生物の生育を阻害する〈天然物質〉」という意味のこの定義が、もっとも狭義の抗生物質（「抗生物質①」とする）の定義であり、これは一九四二年にS・ワクスマンによって提唱されたものである。

この定義が提唱された後、天然の抗生物質の一部を修飾したり、また合成したりすることが可能になり、〈合成抗生物質〉が登場することになるが、これらも広義の抗生物質と呼ぶことになる（「抗生物質②」）。さらに現在の臨床医学では、（天然には存在せず）最初から合成された化学物質である合成化学療法剤（サルファ剤なども含めた「抗菌剤」）も、抗生物質と同じように扱っており、抗生物質②と抗菌剤とをあわせた概念である「抗菌薬」を抗生物質と呼ぶことも多く、これがもっとも広義の抗生物質の意味の使い方になっている（「抗生物質③」）。

本章では、社会的事象としての「抗生物質の神話」について論じるので、とくに断らないかぎり、「抗生物質」という用語は、もっとも広義の③の意味で使いたい。

### 抗生物質の歴史

「魔法の弾丸」という言葉がある。これは、「病原体に感染して病気になっている人間（宿主）の体内に入り、標的である病原体に到達し、病原体のみを倒し、他のなにものも傷つけず、宿主自体にも害を与えないような理想的物質（薬剤）」の意味である。

近代医学の「化学物質（薬）をもって病原体（微生物）を叩く」という考え（治療法）は、〈歴史的〉には「化学療法」と呼ばれてきており、医学理論において細菌病理学説が支配的になり、技術的には染料工業の発展が様々な化学物質の合成を可能にした二〇世紀初頭から始まる（〈歴史的〉というのは、現在では「化学療法」という用語は、癌に対して化学物質を投与する抗癌剤治療を指す場合が多いからである）。この化学療法の歴史は、「魔法の弾丸」を求めての歴史でもあった。

化学療法は、二〇世紀初頭、染料工業の発展のなかから生み出された合成色素を、人間体内の微生物病原体を殺す薬として使用する試みから始まっており、当時は「色素療法」と呼ばれた。化学療法の薬剤の最初といわれるのは、ドイツのP・エールリッヒたちが一九〇〇年代に開発したいくつかの合成色素剤である。このエールリッヒたちの初期の合成色素剤のなかでもっとも有名なのは、一九一〇年に開発されたサルバルサン（試製番号から「六〇六号」と呼ばれた）で、当時世界的に問題となっていた病気である梅毒への「特効薬」として評価された。わが国のジャーナリズムでも、梅毒に悩む時代であったことと、「秦佐八郎とエールリッヒの共同研究」とされたこともあり、「神薬サルバルサン」と呼ばれた。

一九三五年には、ドイツのG・ドーマクがアゾ染料「プロントジル」の細菌感染症に対する効果を証明し、その後、その薬効成分が「スルファニルアミド」であることが発見され、スルファニルアミドの誘導体が次々と合成され、「抗菌剤」として使われ始めた。これが、「サルファ剤」と呼ばれるものである。これらの合成剤の開発と臨床での使用は、染料工業を基礎とした製薬産業の台頭を生み出し、資本主義的な新薬の開発・生産・販売が行われ、ドイツだけでも合成薬品の種類が、一九〇八年にはすでに四五〇〇種を超え、一九五〇年には一万種を超えた。

抗生物質①の「最初の発見」は、サルファ剤の開発より以前の一九二八年であった。英国のA・フレミングが、ブドウ球菌を培養していた容器を放置して旅行にでかけたところ、その培地に空気中の青カビが混入し繁殖してしまったことから、「偶然」発見されたというエピソードが今でも語られている。「驚くべきことに、汚染カビの周辺ではブドウ球菌のコロニー（群落）は透明になっており、明らかに溶けていた」（フレミングが一九二九年の『イギリス実験病理学雑誌』に投稿した論文の記述。再引用＝J・マン、山崎幹夫訳『殺人・呪術・医薬』東京化学同人、一九九五年、一七〇頁）。ここから、フレミングは青カビの抽出物が抗菌作用をもつことを発見して「ペニシリン」と名付けた。しかし、ペニシリンが人間を対象とした薬剤となるのは、H・W・フローリーたちによって、抗菌物質の一つとして「再発見」され、精製され、動物実験・人体実験を経て薬効が明らかにされたからであって、それはフレミングの発見から一〇年以上たった一九四一年のことであった。

このフローリーたちの「治療薬としてのペニシリン」の開発を推し進めたのは、第二次大戦であり、その戦時下の国家と軍と製薬産業であった。フローリーたちによる「ペニシリン有効性発見」の報告は、戦時下の各国家（軍）によって、戦傷の感染症に有効な「軍事有用物質」と認識され、国家・軍が研究に関与することになり、軍事医学としてのペニシリン開発が進むことになる。フローリーの発見報告以前から、独自にペニシリン研究を進めていた米国は、すでにドイツと交戦中の英国と、ペニシリンの共同開発プロジェクトを軍事機密的に計画する。ドイツ空軍によるロンドン爆撃が行われていた英国では、軍事医薬品としてのペニシリンへの要請とは裏腹に、研究開発を進める資金・設備・物質の余裕がなく、その援助を同盟国米国に求めたのであった。一九四一年に米国では「国家防衛に関する科学的医学的問題の研究への対策機関」として科学研究開発局（OSRD）が設置され、その下部の医学研究委員会（CMR）が軍事医学研究を管轄した。そのCMRの最重要プログラムとしてペニシリン開発研究が位置づけられ、一九四二年には、「軍事極秘事項」とされ、開発研究が短期間に集中して行われ、第二次大戦中、ペニシリン開発にOSRDが払った努力に匹敵するのは、原爆開発のマンハッタン計画くらいだろうともいわれている。そして、このようにして開発されたペニシリンは、一九四三年にW・チャーチルの重症の肺炎を三日で治したというエピソードで、驚異の新薬として世界中に有名になる（このチャーチルの肺炎の治療は、主治医たちが効果も副作用もはっきりしていないペニシリンの使用に躊躇し、ペニシリンではなく既存のサルファ剤で治療したのが「事実」であり、それがペニシリン使用・特効としてマスコミを通して全世界に報じられたことは、ペニシリンの神話誕生の布石となった）。

次いで、一九四四年には、ワクスマンにより「ストレプトマイシン」が発見されるが、これは、死に至る病いとされていた結核（結核菌）に効果があるとされ、ペニシリンと並んで最強の抗生物質として、今日まで使用されている。

一九五〇年代には、天然の抗生物質の化学構造に手を加えて、新たな効果・性質をもつ物質（半合成抗生物質）を生産する技術が開発され、抗生物質の大量生産ができるようになった。これにより、一九六〇年代には、製薬企業が巨大資本をもって全世界から微生物の含まれている土を集め、（天然の）抗生物質①を発見し、様々な化学合成を加え、次々と新たな抗生物質②を開発する方法が営利事業として確立される。そして、それと同時に、抗生物質②以上に「効果」のある合成抗菌剤の開発も進み、開発や臨床使用において、とくに抗生物質と抗菌剤とを分ける必要もなくなり、現在では、抗生物質②と抗菌剤とが一緒になって抗菌薬＝抗生物質③として扱われることになってきているのである。

製薬企業が巨大資本を投下して抗生物質を開発・生産することは、抗生物質の大量使用（消費）を可能にする医学（治療）理論と医療システムの構築を促したし、またそのように構築された医学（治療）理論と治療システムは、さらに抗生物質の開発を促した。このようにして、抗生物質の大量生産・大量使用（消費）という現状が構成されたのである。

このようにみれば、抗生物質の歴史は、医学者の発明発見の歴史ではなく、医学・国家（軍）・製薬企業・病院医療の利益利潤追求の歴史といえるのではないだろうか。

## 2　抗生物質の思想――「あれが敵だ、あれを殺せ」

### 特定病因論

医学理論において、何が病気の原因であるかを設定する理論は「病因論」と呼ばれる。「なぜ病気になったの？」という基本的な問いは、病人として置かれた状態の責任の追及と、その病気の状態からの解放の方法の追求とを含んでいる。つまり、病気の原因を設定する病因論は、たんなる因果関係を示すものでなく、「誰のせいで、何のせいで」という責任関係と、「どうしたら治る」という治療方法を提示する理論なのである。

一九世紀末に成立した近代医学理論の中心的（支配的）な病因論は、「特定病因論」と呼ばれるものであり、簡単にいえば、「特定の病気には特定の原因がある」というものである。この考えは「病気という実体が存在する」という「存在論的疾病観」と、「病気の原因として特定（単一）の因子が措定できる」という「単一原因論」との二つの論理によって構成されており、近代医学理論においては現在まで支配的であり続けている。

「病気は個体と環境（自然・社会）を含めたものの特殊な状態で、ある特殊な条件により引き起こされる」とみなす考え方のほうが、近代医学以外の医学では、一般的であるし、また近代自然科学的にも社会科学的にも説得力のある表現といえる。しかし、近代医学は、単純ともいえる特定病因論を理論の中心に据え置いてきた。

この特定病因論において、特定の原因と結果を読み込むこと（何を原因と措定し、何を結果として期待するか）は、様々な選択肢のなかから、それぞれの立場に応じた選択が可能であり、それにそった治療法が選択されることになる。つまり、原因の措定とそれに基づく治療法の選択は、恣意的なものであり、イデオロギー的選択なのである。たとえば、コレラという病気の原因を上下水道の不備・汚染とする立場からは、治療は上下水道の整備・清浄化になるし、原因をコレラ菌という病原体とする立場からは、治療は個体内のコレラ菌の抹殺である。

近代医学は、その成立期の一九世紀末に、特定病因論に基づき、（右のコレラの例でいえば後者の）細菌を、病気の原因として措定し、環境や栄養を原因とする他の原因論は非科学的として排除した。つまり、「細菌学的特定病因論」の成立である（歴史的には、細菌学の発達が、特定病因論を構築したのであるが、論理的には、右のような説明が理解しやすいかと思う）。

この細菌学的特定病因論は、疾患の因果関係の説明や、治療戦略の有効性において限界があったにもかかわらず、近代医学の展開の過程で、その適用範囲が感染症からその他の疾患へと拡大された。そして、それは細菌学のパラダイムが有効でなくなった今日の近代医学においても、基本的な病因論として支配的なのである（この近代医学理論の病因論の特異性に関しては、次の論文で考察してある。佐藤純一「現代医療思想の病因論をめぐる一考察」『医学哲学医学倫理』第一三号、一九九五年、七〇―七八頁）。

## 特定病因論からの治療法

「原因は外から侵入した異人。あれが敵だ、あれを殺せ。そうすれば全て解決する」
「病気の原因は病原菌。病原菌に〈魔法の弾丸〉を打ち、病原菌が死ねば、病気は治る」

結核の原因を、劣悪な栄養状態と生活環境とする立場からは、治療は栄養と生活の改善である。結核の原因を、結核菌とする立場からは、治療は個体内の結核菌の抹殺である。

細菌学的特定病因論の成立（支配的理論化）は、その論理的帰結としての治療法として、「魔法の弾丸」を想定（措定）することになる。もちろん、人々（労働者階級）の劣悪な労働・住居・栄養・衛生などの条件は、「治療」の対象にはならず放置されるのである。

つまり抗生物質は、細菌学的特定病因論によりイデオロギー的に想定（措定）された「クスリ」であり、それによって社会的に構築（現実化）されたものなのである。

一八九〇年代の細菌学的特定病因論の確立当時から、その思想的帰結としての「魔法の弾丸」は想定されていた。しかし、実際の開発は、一九三〇年代のサルファ剤、一九四〇年代の抗生物質まで時間がかかり、ようやく、一九五〇年代から抗生物質使用（普及）が行われ始める。この時代になると、抗生物質療法は、理論的にも現実的にも、「感染症に対する正統的治療」となり、その他の治療（たとえば、それまでの、抗生物質以外の薬剤や安静療法や食餌療法や大気療法など）は、非正統的＝非科学的と批判され切り捨てられ、現場の臨床医たちの抗生物質以外の治療法を選択する機会が「奪われていく」ことになる。

このように、理論は「現実」を構成し、新たな「物質・技術」を作り出し、作り出された「物質・技術」が、新たに理論を強化・拡大させていくという「抗生物質的思想」の循環する流れが生み出されたのであった。この流れにおいて、抗生物質的思想のもつ現実構成の可能性は、「理論と技術」の相互促進（正のフィードバック）的関係によって「現実化」されていき、その他の理論（治療理論）のもつ可能性は現実的構成力を閉ざされてきたのであった。

## 3　抗生物質の「有効性」

**誰にとっても、疑いのない「事実」**

「少なくとも、〈抗生物質で感染症が減ったという事実〉は認めるのだろうね」

近代医学の効果に疑問や批判を呈すると、ほとんどの医師・医療関係者はこう語る。いや医療関係者だけでない。科学史研究者のほとんどが、そして科学一般の「成果」に疑問を呈する人たちまでも、こと近代医学の「抗生物質による感染症制圧」に関しては疑いをもたないようである（たとえば、村上陽一郎『医療──高齢社会に向かって』読売新聞社、一九九六年、一〇三─一二〇頁）。

では、「抗生物質で感染症が減った」ということは「事実」なのであろうか？

この疑いもない「事実」を構成している論理は、以下のように分解して表現できるだろう。

①抗生物質は細菌感染症の治療に有効である（細菌感染症を治せる）。

②このような抗生物質のおかげで、感染症が減ってきた。

では、これらの論理を検討してみよう。

**「有効性」の諸次元**

①の「抗生物質は細菌感染症の治療に有効である」ということは、どのようにして確認（実証）できるのであろうか。このことを検討してみよう。

ここで、抗生物質の「有効性」を、「有効性の次元」の問題としてみてみよう。

第一番目の次元は、「理論的に効果がある」という理論上のレベルである。

ここでの有効性は、「このような化学構造をしているのだから、このように細菌に働いて、このような効果が出る（はず）」という理論上の効果である。

第二番目の次元は、in-vitro（試験管のなか）での「効果」である。この次元では、実験室のシャーレ（ペトリ皿）のなかで、ある物質が特定の細菌の発育（増殖）を阻止することが「有効」となる（実際の抗生物質の活性評価では、さらにミクロのレベルで、細菌のDNAジャイレースの阻害活性を調べる方法などが行われているが理念的には同じである）。ペニシリン発見のエピソードは、この in-vitro の有効性を軸に語られてきた。

第三番目の次元は、in-vivo（生体内）での「効果」である。この段階では、第二番目の in-vitro で効果を認められた物質が、動物・人間に投与された際に、その生体内で「効果」が出現するか否かの問題になる。この段階での「効果」は、生体に投与された物質が、生体内で活性を失わないで、細菌が病気を引き起こしている場所（感染病巣）に到達し、そこでの物質の濃度がその細菌に対する最小発育濃度（ＭＩＣ）以上であることが「有効」となる。

第四番目の次元は、clinical situation（bed-side）での「効果」である。この次元では、細菌感染症を起こしている生体に、第三番目の効果が認められた物質を投与し、生体（感染病巣）から細菌が消滅し、感染症による症状が消失し、生体が回復することが「有効」となる。（全ての薬剤がそうであるが）抗生物質は細胞毒性をもち、細菌を攻撃するが、生体の細胞へも影響を与える。極端な話としては、「細菌は死んだが、投与された人も死んだ」ということになりかねない。生体が死んでは元も子もないので、ここでは、細菌に対する攻撃力だけでなく、生体の回復というレベルでの「安全性」が、「有効性」に入り込んでくることになる。

第五番目の次元として想定できるのが、社会での「効果」である。いわば社会という生態系での抗生物質の効果である。これは、ある抗生物質が細菌感染症の治療法として社会に提供され、そのことによって、人々または社会が、その細菌感染症による被害を避けたり、また簡単に回復したりすることを効果とする次元である。つまり、抗生物質療法が普及することによって、その感染症での「損失」が減少することが「有効」となる。具体的に想定できるここでの効果の指標は、社会での、その病気が発症した場合の治癒率の上昇や、その病気で死ぬ人（死亡率）の低下などであろう。

「有効性」の混同

このように、「抗生物質は細菌感染症に有効である」という場合の「有効性」を五つの次元に分けてみると、この五つの有効性は、それぞれ異なった概念であることに気がつかれるであろう。しかし、一般に私たちが「抗生物質が細菌感染症に有効である」という時は、ほとんどの場合、この五つの「有効性」を区別せず、「ごちゃ混ぜに（混同）」して使用しているのである。この「有効性概念の混同」は、一般の人（layman）の言説にみられるだけでなく、多くの医療専門家の言説にもみられるのである。

この一般の人々と医療専門家の「ごちゃ混ぜ（概念の混同）」を検討すると、その混同の基礎には、次のような強固な仮説が見て取れるのである。

それは、「それぞれの次元での〈真理〉（有効性）が、次の次元での〈真理〉（有効性）を保証する」という仮説（思いこみ）である。つまり、①理論的に有効とされたのは、②in-vitroでも有効で、in-vitroで有効なら、③in-vivoでも有効で、in-vivoで有効なら、④bed-sideでも有効で、bed-sideで有効なら、⑤社会のなかでも有効である、という「風吹けば桶屋儲かる」的な思いこみである。

論理的には、ある次元で〈真理〉であるものが、次元を越えて〈真理〉であるとはいえないのである。この抗生物質の有効性の例でいえば、理論での有効性がミクロでの有効性を保証しえないし、ミクロでの有効性がマクロでの有効性を保証しえないのである。

## 4　抗生物質で病気が治る

### 「治る」という「有効性」

人々が「抗生物質が有効である」という言明に求める意味は、「抗生物質は病気（細菌感染症）を治す」という意味での「有効性」であろう。この視点から、右で論じた五つの「有効性」を簡単に検討してみよう。

第一番目の理論的有効性は、「理論的にこうなると考える」という期待（希望）にすぎず、実際には、予想された効果の多くが得られず（出現せず）、多くの「特効薬」は、理論的効果とは関係ない「偶然」から出現しているのである。多くの「特効薬」の開発の歴史は、他の目的で開発中の薬の「副作用」として発見され、その効果に関して、いわば後づけの説明論理（遡及的正統化）として「理論的効果」が語られるのである（最近の例でみれば、「バイアグラ」の開発の歴史がそうである）。そして、この「理論的な効果」は、「理論的には効果があるが、実際には効果のない薬」の「効果のなさ」には、説明論理として働かないという、非対称的で恣意的な「有効性」なのである。

つまり、理論的な有効性とは、その物質の細菌への攻撃の機序（メカニズム）の可能性の問題であり、それ自体は、「抗生物質が病気を治す」こととは関係ないことになる。

第二番目と第三番目の「有効性」は、ある条件を満たせば有効とするという、操作的な意味での「有効性」である。つまり、ある条件を満たした抗生物質を「有効な抗生物質」とし、その条件を満たさなかった抗生物質は「有効でない抗生物質」となるのである。このように規定された有効性とは、「抗生物質が病気を治す」という視点からの「有効性」ではないのである（これに近い「有効性」概念に抗癌剤の有効性がある。一般に抗癌剤の有効性は、腫瘍の縮小効果をもって「有効」とするのであり、癌の治癒率とも、また生存率とも無関係である）。

そこで、第四番目の「ある物質を投与し、生体（感染病巣）から細菌が消滅し、感染症による症状が消失し、生体が回復する」意味での有効性が、前述の、「抗生物質で感染症が減った」という「事実」を構成している二つの論理のうちの一つ目のもの、つまり「抗生物質は細菌感染症の治療に有効である」という場合の有効性と近似になるであろう。

そして第五番目の「有効性」は、二つ目のもの、つまり、「このような抗生物質のおかげで、感染症が減ってきた」という場合の「有効性」と近似になるであろう。

## bed-side での「有効性」

では第四番目の抗生物質の「有効性」について検討してみよう。

かつて（一九世紀中頃までの）近代医学では、ある病気にある薬剤を投与し、その後にその病気が治れば、その薬剤が「効いた」とする論理（効果判定）が支配的であった。近代科学の数学・統計学の発達は、この時間的前後関係だけで因果性を論じる post hoc 因果論を誤りとし、医学においても統計学的（確率論的）効果判定が、より「科学的」であるとされるようになってきた。この post hoc 因果論の判定法を疑わないで使い続けた日本の医学者に対して、「（薬を）使った、治った、（薬が）効いた」の〈三た療法〉と揶揄しながら、非科学的と批判したのは高橋晄正であり、時代は一九六〇年代であった。

二〇世紀の後半になり、自然治癒や「プラセーボ（偽薬）効果」や「ホーソン効果」などのある、人間の病気治療の効果判定に、より洗練された統計学的効果判定法として登場したのが「ＲＣＴ：Randomized Clinical Trial（無作為化臨床試験）」であった。抗生物質の効果が、このＲＣＴによって検定されたのは、イギリスのＭＲＣ（医学研究委員会）による、一九四七年からのストレプトマイシンの効果判定が最初であった。その後、新薬認可の条件としてＲＣＴによる効果判定を要求する国が増え、現在での薬の効果判定は、基本的にはＲＣＴによって行われていることになっている。

つまり、現在使われている抗生物質が感染症に有効であるというのは、統計学的手法（ＲＣＴ）で認められた「統計学的有効性」なのである。この有効性は、一般の人の多くが期待するような「ある抗生物質が、目の前の、ある感染症の患者を一〇〇％治すことができる」という〈必然的に効く〉という意味での有効性ではない。この統計学的有効性は、「目の前の患者と同じような感染症の患者群に、ある抗生物質を与えたら、それ以前から使われていた他の抗生物質を与えた患者群より、治る患者の割合が多かった（統計学的に有意であった）」という意味の有効性なのである。つまり、有効だといわれる抗生物質が、効くということは、他の抗生物質（プラセーボも含めて）に比較しての確率論的蓋然性なのである。そして、ＲＣＴで「効果あり」と判定されている抗生物質の有効率は、プラセーボ効果などの底上げ効果を含めても七〇—九〇％程度である。つまり、一〇—三〇％には無効であっても、その抗生物質は「有効」と認められているのであり、実際には効かない場合もある（ある感染症に一〇〇％の有効率をもつ抗生物質などはない。また、その感染症に対して他に有効な薬がない場合は、有効率が四〇—五〇％でも「有効」と判定されることになる）。

では、有効だと判定されている薬の効果のなかの一〇―三〇％の「無効例」は、「有効性」の視点からは、どう説明されているか。多くの場合、「本来は効くはず」だったが、「病気が重症すぎた、抵抗力が低下していた、栄養状態が悪すぎた、免疫不全状態だった……」などの、患者の状態が「抗生物質が有効に働く条件から逸脱していたため」と説明される。また、「効かなかった患者が感染していた菌は、耐性菌であった」と、菌の性格の逸脱性で説明する場合もある。ここでは、「無効」という結果から、投与条件を逆規定して、有効性を維持するレトリックが使われるのである。これは、「脳死」と判定された患者が生き返ったら、「それは脳死でなかった」とするレトリックに類似しているともいえる。

これらのことをまとめていえば、「抗生物質が有効である」というのは、「患者の状態」「細菌の状態」「病気の状態」などがそれぞれ限定された条件の下で、他の抗生物質やプラセーボ（偽薬）と比較して統計的に有意な有効率の差を示すことである。

たとえば、T菌感染症（T病）に「有効」とされている抗生物質R剤がある。このR剤は「普通の状態」のT病患者には、かなりの確率で効くことは予想されるが、T病性髄膜炎などまで重症化したT病患者や、免疫不全状態のT病患者などには、全く効かないことが予想される。またT菌のなかにはR剤が効かないグループ（これを耐性菌という別枠で囲もうとするが）があり、これに感染した患者は、「普通の状態」であっても、R剤が効かない。つまり、T病に有効と判定されている抗生物質R剤は、T病全部に効くわけではなく、限られた条件のなかで、しかも確率的にのみ効くのである。ひらたくいえば、「効く人（場合）には効くが、効かない人（場合）には効かない」有効性なのである。

bed-side での「抗生物質の有効性」とは、このようなものであり、抗生物質療法とは、このような「有効性」に依拠して行われている治療法なのである。この bed-side の「抗生物質の有効性」について、筆者は、「抗生物質が bed-side で有効でない」とか、「有効性の定義がでたらめだ」とか、いうつもりはない。なぜなら、この意味での「有効性」とは、以上にみたような手続きをふんで構築されたものだからである。

ただし、この意味での「有効性」は、一般の人の多数がイメージしている「目の前の患者に、ある薬を投与すれば治る」という意味での「有効性」とは全く違ったものである。にもかかわらず、医療側が、「抗生物質の有効性が、一般の人が考えている有効性概念で成立している」かのように語り続けていることは、指摘しておきたい。

### 社会での有効性

さて、第五番目の「社会での有効性」を検討してみよう。

第四番目の有効性は臨床試験では Phase 3 試験と呼ばれてＲＣＴで判定が行われる。これにより認可発売された薬が市中に出た後の効果・副作用などの判定は Phase 4 と呼ばれ、これは第五番目の社会での有効性と重なる部分があり、この Phase 4 レベルでのＲＣＴなどの科学的方法での「有効性判定」は実施困難とされており、ほとんど行われていない。

ここでは、第五番目の「有効性」を、前述の「このような抗生物質のおかげで細菌感染症が減ってきた」という言明にそって、歴史的経過から検討してみよう。

「抗生物質による細菌感染症減少」という場合、その指標として思いつくのは、①その感染症の発症数（発症率）の低下、②その感染症が発症した場合の治癒率の上昇、③その感染症で死ぬ人（死亡率）の低下、などである。

抗生物質は発症した感染症に投与する治療薬であり、健康な人に発症予防を目的に投与することは、理論的にも効果がないし、実際、そのような使い方は一般的には行われていない。そうすると、①の指標が使用できるのは、予防接種や衛生環境改善の有効性に関してであろう。②の指標は、適切に思えるが、診断技術・診断基準の変化で発症率が変化するし、また治癒判定基準の変化で治癒率も変化する上に、bed-side でなく、「社会のなか」での動向を捉えるのは、非常に困難（不可能）な作業といえよう。そこで、この指標の延長で、「死亡帰結」という形に限定した「非治癒率」を調べることが考えられる。それが③である。

次節では、「抗生物質療法が社会に導入（普及）されることで、感染症での死亡（訂正死亡率）が低下したか」をみることによって、第五番目の「社会における抗生物質の有効性」を検討してみよう。

## 5　抗生物質は感染症死亡を減らしたか？

### 近代社会における感染症死亡率の低下

どの社会（国）においても近代社会が成立していく過程で、死亡率は低下してきている。そして、その死亡率の低下のなかで、最大の割合を占めるのが「感染症による死亡率の低下」である。たとえば、英国のイングランドとウェールズでは、一九世紀後半の五〇年間で、死亡率が二〇%低下しているが、その低下した分の九二%が感染症による死亡率の低下である。同様に、一九〇〇年からの七〇年間で死亡率が四七%低下し、その低下分の七三%は感染症死亡率低下によるものである。つまり、近代社会成立過程における死亡率低下のほとんどの部分が「感染症死亡率の低下」である。

では、この感染症死亡率低下は抗生物質によってもたらされたものなのか。結論から先にいえば、近代社会において感染症による死亡が減少した最大の理由（要因）に、抗生物質の効果をあげることは、歴史的（統計学的）には正しくはないのである。T・マッケオンによると、英国（イングランドとウェールズ）での肺結核での死亡率は一九世紀前半以降、ほぼ直線的に低下し続けていた。一八八二年に結核菌が発見され、特定病因論に基づき、結核に有効とされた抗生物質ストレプトマイシンが開発されたのが一九四七年であった。この間に、結核での死亡率は八〇%も低下しており、抗生物質療法開始や、その後のBCG予防接種導入以前に、すでに結核死亡率は大幅に低下してしまっていたのである。抗生物質療法やBCGの普及は、この下降する死亡率のカーブを、ほんのわずかさらに低下させたにすぎないのだ（T. McKeown, *The Role of Medicine*, Basil Blackwell, 1979. 図3-1も参照）。

そして、このような、「感染症による死亡率が、抗生物質などの近代医学の発達とは無関係に低下してきた」という傾向は、英国や米国などの西欧近代社会においては、結核のみならず、ほとんどの感染症について歴史的・統計的にいえるのである。たとえば、米国については、一九〇〇年から一九七三年までの感染症の死亡率の変化と医学的治療法の普及の関係を調べた、J・B・マッキンレーらの調査がある。この調査は、医学的治療が死亡率の低下をもたらしたと思われている九つの感染症――結核、腸

図3-1　イングランド・ウェールズにおける結核死亡率（1901年の人口で標準化）

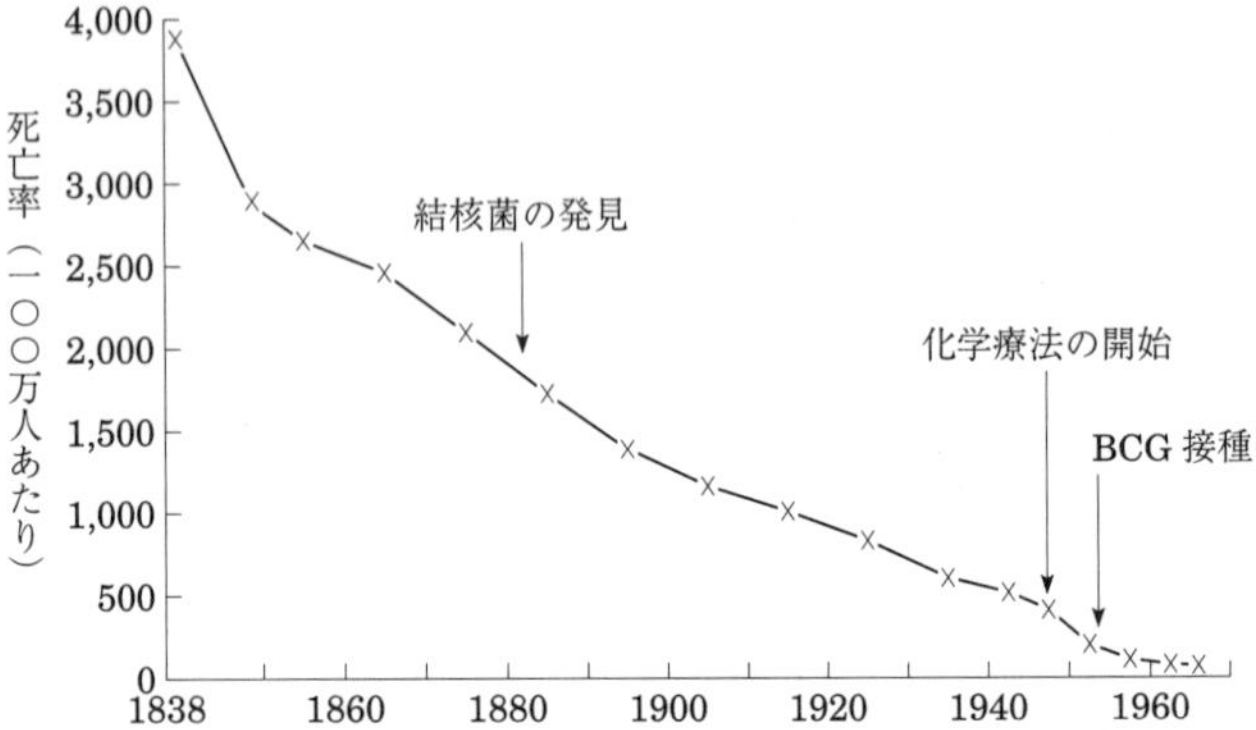


（T. McKeown, *The Role of Medicine*, Basil Blackwell, 1979, p. 92）

チフス、麻疹、猩紅熱、百日咳、ジフテリア、インフルエンザ、ポリオ、肺炎について、死亡率の変化と医学治療の関係を調べ、次のように結論している。

結核・腸チフス・麻疹・猩紅熱については、すでに大幅に死亡率が低下した後に医学的介入が開始された。肺炎・ジフテリア・インフルエンザ・百日咳の死亡率低下は、医学的介入の影響を受けないで順調に低下し続けている。ポリオだけは、医学的介入により変化しているが、それは全体の死亡率低下の一％にすぎない。

また、この調査では、現在でも抗生物質は有効でないとされるウイルス感染症も、結核や腸チフスなどの細菌感染症と同様に、死亡率が低下していることが明らかにされている。彼らの結論は、「一九〇〇年以降、米国での死亡率低下に対する医学的介入の果たした割合は三・五％にすぎない」というものである（J. B. McKinlay and S. M. McKinlay, "The questionable contribution of medical measures to the decline of mortality in the United States in the twentieth century," *The Milbank Memorial Fund Quarterly*, Vol. 55, No. 3,

図3-2　米国における1900年から1973年までの，9つの一般的感染症の標準化死亡率（人口1,000人あたり）の低下と，その病気への特異的治療法開始との関係

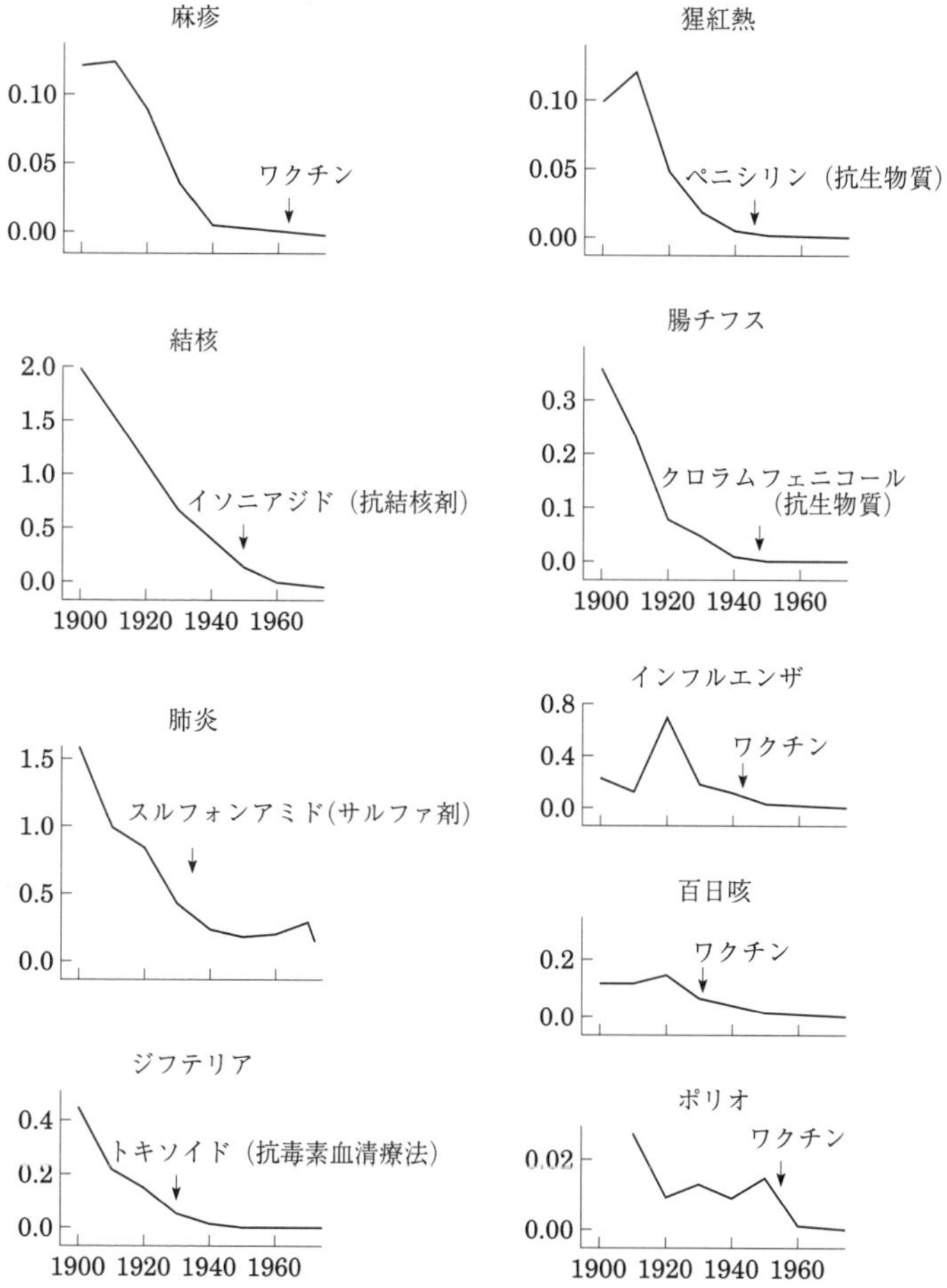


（J. B. McKinlay and S. M. McKinlay, "The questionable contribution of medical measures to the decline of mortality in the United States in the twentieth century," *The Milbank Memorial Fund Quarterly*, Vol. 55, No. 3, 1977, p. 420）

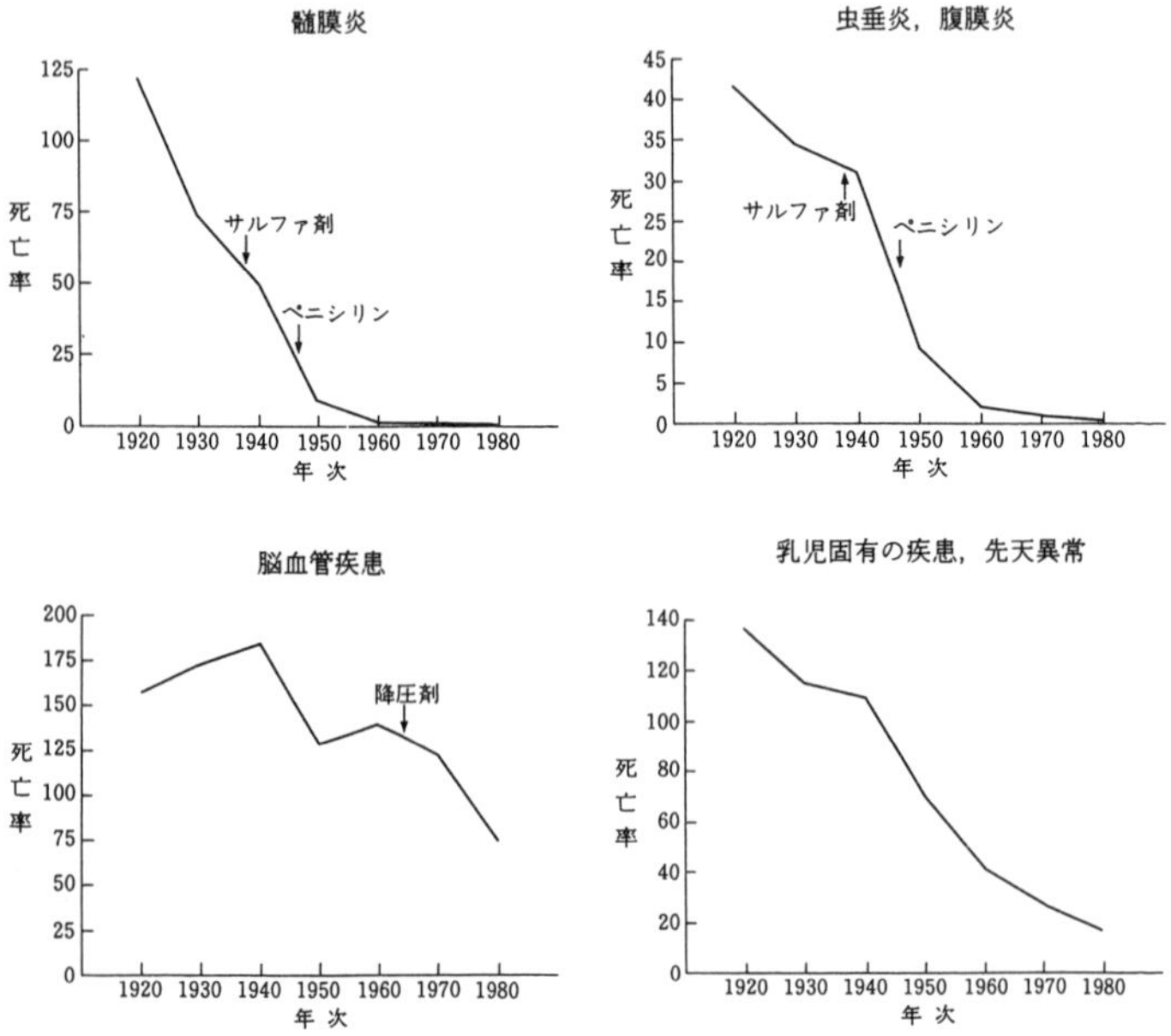


（西田茂樹「わが国近代の死亡率低下に対して医療技術が果たした役割について1・2」『日本公衆衛生雑誌』第33巻9・10号，1986年，pp. 607-610）

図3-3　日本における1920年から1980年までの，特定の対象死因の死亡率の年次推移（性・年齢訂正死亡率，人口10万対）

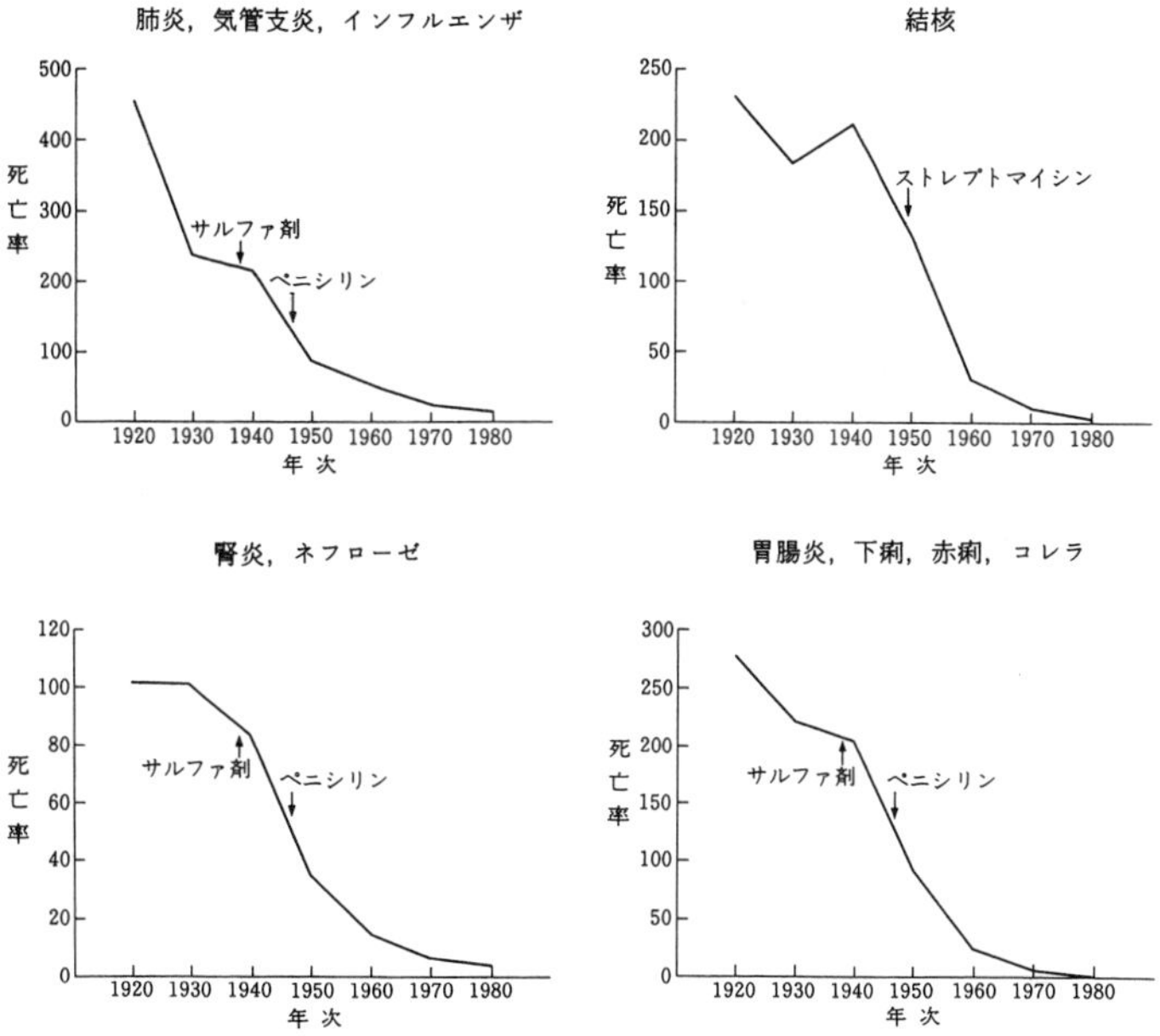

1977, pp. 405-428. 図3-2も参照)。

第二次大戦後わが国の死亡率は急激に低下したが、その低下の分の大半は、感染症の死亡率低下によるものであった。しかし西欧諸国の事例と同様に、わが国の場合にも、その死亡率低下の最大の理由(要因)に抗生物質の効果をあげるには無理があるのである。

西田茂樹は、わが国の感染症の死亡率変化と医療技術の普及との関係を調べて、次のように報告している。まず、わが国での抗生物質(化学療法)の普及は一九五〇年以降であるが、ほとんどの感染症の死亡率は一九二〇年代から低下し続けており、結核死亡率も一九三〇年代に一時増加するが、一九四〇年からは低下の一途を辿り続けている。また、感染症死亡率の低下の程度は、終戦をはさんだ一九四〇年から一九五〇年の間のほうが、化学療法普及後の一九五〇年から一九六〇年の間のほうより大きいのである。さらに、この時期の死亡率の低下は、当時の抗生物質が有効と考えられないウイルスなどの感染症にも、また感染症以外の多くの病気にも出現しており、やはり、一九四〇年から一九五〇年の時期に急激な低下が認められるのである。この研究の結論は、欧米でも、わが国でも、「近代の死亡率低下に医療技術の果たした役割は、かなり小さいと考えてよいと思われる」というものである(西田茂樹「わが国近代の死亡率低下に対して医療技術が果たした役割について1・2」『日本公衆衛生雑誌』第三三巻九・一〇号、一九八六年、五二九―五三三頁、六〇五―六一六頁。図3-3も参照)。

**陰の実力者**

では、どのような要因が感染症死亡率の低下と関係があるとされるのか。

前述のマッケオンは、その要因として、「感染症の特性変化」「医療の進歩」「感染機会の減少」「感染症に対する抵抗力の増加」の四つをあげて、それぞれ検討し、最後の「感染症に対する抵抗力の増加」が最大の要因であるとし、さらにその「抵抗力増加の要因」として、栄養改善が第一で、その栄養改善が衛生改善や出産制限とともに、感染症を蔓延させていた諸条件の変化に貢献したとしている（T・マキューン、酒井シヅ・田中靖夫訳『病気の起源』朝倉書店、一九九二年、七六―八七頁）。

その他の研究をあわせると、以下の因子が、感染症死亡率低下と強く相関があるとされている。それは、栄養状態の改善、教育（識字率）の向上、近代的上下水道（給水浄化システムと汚水処理システム）の普及、食品衛生学と食品管理システムの普及、住宅環境の改善、労働環境の改善、そして感染症（菌自体）の特性変化、などである（この「近代社会と感染症の関係」の歴史的研究の動向に関しては、次の論文が参考になる。見市雅俊「栄養・伝染病・近代化」『社会経済史学』第五三巻四号、一九八七年、九〇―一二四頁）。

これらの因子同士の相互関連を考えて、総合的に表現すると、「生活の（西欧）近代化」ともいえるであろう。そして、このような「生活の近代化」を推し進めたのは、「いのち」や「病い」や「清潔・不潔」や「食べ物」などに対する考え方（まなざし）の変化（近代化）であり、それを支え普及させた教育とマスメディアなのである。

これらの因子を、医学的視点（医学理論）で説明しなおすと、これらの因子は、まず第一に、人々の栄養状態・健康状態を改善し、感染症への抵抗力を増加させたといえよう。そして同時に、衛生環境を整備し、空気や水や食物を介して感染する感染症への感染機会を減少させたといえる。医学的にはこの二点に還元できる「生活の近代化」があってはじめて、抗生物質などの医療技術が bed-side で「有効になってきた」と考えられるのである（これらの指摘を参考にして振り返れば、わが国で、この意味での「生活の近代化」が急激に普及し始めるのは、敗戦を契機として、一九四〇年代後半から一九五〇年代にかけてであり、この時期に感染症死亡率の低下が加速されているのは前掲の西田論文の通りである）。つまり、抗生物質治療は、優れて近代社会的治療法で、近代社会という舞台でしか「有効性」を発揮できないともいえるのではないか。このことは、現在でも、「生活の近代化」が伴わない「第三世界」に、抗生物質治療を導入しても、感染症死亡率低下は起きず、感染症死亡が「いまだに」死亡原因の上位であり続けていることなどからも推察できるであろう。

## 最後に——近代医療の神話へ

このように検討してくると、「抗生物質による細菌感染症減少」という言説は、「歴史的に正しい」、あるいは「歴史的事実」とは、いえないようである。たしかに、「感染症と診断される↓抗生物質を投与される↓回復する」という現象が現在の近代医療の枠内で日常的に展開されており、それを多くの医療者と患者・家族が経験しているのは事実である。そして、その説明として、前節で検討したように、確率論的有効性概念と条件の下で「証明」されている bed-side での抗生物質の有効性がもちだされる。

しかし、社会を場にして、歴史的にまたは疫学的にみた場合、その bed-side の「ミクロの現象」から、「抗生物質は感染症による死亡を低下させた」という「マクロの現象」の因果関係を論じることはできないのである。マクロ（社会という場）においては、抗生物質は感染症死亡の減少に、あまり、あるいはほとんど役に立っていない、というのが「歴史的事実」のようである。

本節での検討から、少なくとも次のことはいえるであろう。抗生物質が近代（感染症死亡率低下の社会）を準備したのでなく、近代（感染症死亡率低下の社会）が、抗生物質の演技（活躍）できる場を準備したのである。

本章は、「抗生物質」という近代医療の一つの治療法に関するものであった。しかし、ここでの論点それ自体は、抗生物質治療に限定しないで、近代医療技術の「有効性」判定や、歴史的評価にまで拡張して議論できるものであると思われる。「近代医療が多くの病気を克服してきている」というのは、「抗生物質が感染症を撲滅した」という言説を包摂しながら、強固な言説（神話）として受け入れられている。しかし、本章での議論に準えてみれば、まず、bed-side での「有効性」の問題については、近代医療で現在行われている、薬物療法以外の治療法で、ＲＣＴで有効と判定されているのは、全体の一〇―二〇％にすぎないという（久繁哲徳『最新・医療経済学入門』医学通信社、一九九七年、二二三―二二四頁）。また、近代医療の治療法の社会的（歴史的）評価の次元になると、さらに研究自体が少なく、テクノロジー・アセスメントといわれる研究が台頭しつつはあるが、まだ、その成果は少ない。

つまり、現代の近代医療のほとんどの治療法の「有効性」は、「科学的」には明らかにされておらず、現在行われている治療の多くが、「効くはずだ」という思いこみ（「神話」）に支えられ、伝統的（経験的）に行われているにすぎないともいえるのである。

誰もが疑わないことが「神話」の神髄といえるなら、何に関しても疑うことが社会学の神髄といえよう。この「近代医療の神話」に疑いを持ち続けることは、医療社会学が社会学であるための必要条件ではないかと、筆者には思えるのである。

## 参考文献

J・ケアンズ、北村美都穂訳『生と死の科学』青土社、一九九九年
佐藤純一・黒田浩一郎編『医療神話の社会学』世界思想社、一九九八年
R・デュボス、三浦修訳『理性という名の怪物』思索社、一九七四年
T・マキューン、酒井シヅ・田中靖夫訳『病気の起源』朝倉書店、一九九二年
E・G・ミシュラー他、尾崎新他訳『医学モデルを超えて』星和書店、一九八八年

# 第4章　医師とソーシャルワーカーの専門職化
## ――A・フレクスナーの及ぼした影響を中心に――

三島亜紀子

## 1　一九一〇年フレクスナー報告

### フレクスナー報告の影響

アメリカ医師会（American Medical Association：AMA）は、カーネギー財団教育促進委員会（Carnegie Foundation for the Advancement of Teaching）の寄付を受けることに成功し、一九〇九年、A・フレクスナーはアメリカとカナダにある全ての医学校の訪問を開始した。これは翌年、『アメリカとカナダにおける医学教育』（A. Flexner, *Medical Education in the United States and Canada : A Report to the Carnegie Foundation for the Advancement of Teaching*, Vol. 4, Carnegie Foundation for the Advancement of Teaching, 1910）と題してまとめられた。いわゆる「フレクスナー報告」である。

彼はその訪問に際し、以下の項目の評価をおこなっていった。

①学校名、創立年、学校の系列など
②入学資格
③学生数
④教員数
⑤維持費の財源
⑥研究設備
⑦臨床設備

R・P・ハドソンは、この報告書がもたらした影響について、次の五つの点をあげている（R. P. Hudson, "Abraham Flexner in historical perspective," in B. Barzansky and N. Gevitz, eds., *Beyond Flexner : Medical Education in the Twentieth Century*, Greenwood Press, 1992, pp. 7-13）。まず、水準の異なる医学校を等質化し、医学校の全体数と、正規の教育が施されない医師の供給を減らしたことがあげられる。「報告」以降、医師集団の団結力がいっそう強まり、それまで浸透しなかった医師免許制度は、このとき一気に普及していった。ＡＭＡは、教育改革をおこなうことを主目的として一八四六年に設立されたのだが、その成果は全く振るわなかった。これは、私立の医学校を経営する医師が多数を占め、改革をおこなう上で不釣り合いに大きな発言権が与えられたことに一因を求めることができる。ＡＭＡの改革案は小規模の医学校を結果的に排除することになるため、それらの学校に関係する医師にとっては不利益なものであった。そこで弱小の医学校関係者たちはＡＭＡの進める教育改革の対抗勢力を形成していた。その後、半世紀以上にわたってＡＭＡは有名無実な存在であったが、一九〇四年にＡＭＡ内で医学教育審議会（Council on Medical Education：ＣＭＥ）が設立され、定期的に医学校を視察・評価するようになってからは急速に影響力をもつようになっていった。

二つめに、医科大学予科課程（premedical curriculum）が必然となった。生物学、化学、物理学などの基礎知識を医学校進学時にすでに身につけるように要求したからである。その要求は高校や大学の一般教養では満たせるものではなく、高いレヴェルに設定されていた。フレクスナーによると、医師の役割が個々の患者を治療することから、社会全域の衛生問題を視野に入れることへと変化したため、この新しい医学に対する要求が起こってきたという。つまり、医師はその新しい役割を担うために、より広い科学的知識を身につけなければならないという理由付けがなされていた。しかしながら、このフレクスナーの主張はその後、しばらくはあまり徹底されることはなかったという。

三つめに、医学校に研究機能を担わせ、教師の常勤体制を導入したことにより、医学校教育者の「専門職化」を促すこととなったことがあげられる。教育者である医師は一方で科学的研究活動をおこなわなければならず、そこで得られた成果を実践に、そして教育において役立てていくことが期待されるようになった。フレクスナーは、治療の実践と研究活動は「精神・方法・目的において同一のもの」（*ibid*., p. 56）とみなした。フレクスナーはここで、「医師＝研究者」と設定した。つまり、医学研究者とは実践の場においても、研究所内においても、「科学者」なのであり、患者の診断時のクリニカル・

エンカウンター（clinical encounter：治療上の出会い）は科学的研究における一つの手順とみなされる。この点については現在批判が集中する部分である。というのは、患者と医師の関係は一方的な権力構造のもとにおかれ、人間的なコミュニケーションが剥奪されているからである。

四つめに、科学的基礎の上に医学校のカリキュラムを組むことが推奨され、普及していく。そして最後に、臨床教育のために病院施設が必要となり、病院を学校のなかにとりこんでいったことが指摘されている。

### 代弁者としてのフレクスナー

しかしながら、フレクスナーの役割は「偉大な触媒」（B. Barzansky, "Abraham Flexner：lessons from the past with applications for the future," in B. Barzansky and N. Gevitz, eds., *op. cit.*, p. 189）と表されるように、その主張の内容は当時の一部の者の常識を超えず、目新しさはうかがえない。さらにフレクスナーは医師ではなく、医学校の全国調査に関与する以前はケンタッキー州の一高校教師（後に予備校［preparatory school；大学入学のための準備をおこなう学校］の校長。彼の学校の卒業生は、成績が優秀だということで注目された）にすぎなかった（A. Flexner, "The preparatory school," *The Atlantic Monthly*, No. 94, 1904, pp. 368-377）。いくら、彼の予備校は評判がよかったとはいえ、二〇年近く地方の教育に従事した者がドイツ留学を機に、医学の専門職制をめぐるパワーゲームの渦中へ、医学の科学化の旗手として登場したのは異例であったといえよう。

フレクスナー報告では、先に述べたような望ましい医学教育のあり方が提示されたが、これは医師の地位向上を推進するＣＭＥの戦略の延長線上にあったといえよう。医学校の減少がすでに一九〇六年をピークにはじまっていたことからも、それは明らかである。一九〇六年とは、医学校にグレードをつける調査をＣＭＥがおこなった年であった。しかしながら、この調査結果は、ＡＭＡ会議以外で公表されることはなかった。なぜなら、医師同士のもめごとを公にすることは、ＡＭＡ自らの専門職的倫理に違反するとみなされたからである（P. Starr, *The Social Transformation of American Medicine*, Basic Books, 1982, p. 118）。だからこそ、財団という外部団体と協合したのであり、医学には素人のフレクスナーという若き教育研究者がその調査に起用されたのであった。

ところで、ＣＭＥはＡＭＡの内部組織とはいえ、主要大学の医学教授五人が中心メンバーというエリート集団であったといわれている。フレクスナーはこうしたＣＭＥのいわば代弁者であったにもかかわらず、その影響が大きかったとされることに関して、Ｂ・バーザンスキーは、フレクスナーの存在意義は評価を下しそれを公表したというところにあると指摘している（B. Barzansky, *op. cit.*, p. 190）。フレクスナーは一九一〇年の報告のなかで、当時運営されていた全国の医学校を、学校名を明らかにして厳密に評価していく。それは時には無遠慮ともいえる歯切れのよい評価であった。たとえば、当時の近代医学のトップと考えられた、ドイツ流の医学教育体制をいち早く導入したジョンス・ホプキンス大学などの評価は非常に高い。逆に、学校の規模が小さかったり、設備が貧弱であったりした場合には、酷評した。

そこで、結果的に「淘汰」される学校が出てくる。このことは現在、「黒人や大多数の女性や貧しい白人男性の前にドアはぴしゃりと閉ざされてしまった」（Ｂ・エーレンライク／Ｄ・イングリシュ、長瀬久子訳『魔女・産婆・看護婦』法政大学出版局、一九九六年、四七頁）と批判されている。では、具体的にフレクスナー報告に記載されている黒人専用の医学校の評価をみてみよう（A. Flexner, *op. cit.*, pp. 303-304）。

(3) ノックスビル医学校。黒人向け。一九〇〇年設立。無所属の機関。

入学資格：無きに等しい。

学生数：二三。

教員数：一一、うち九人が教授。

維持費のための財源：授業料、一二〇〇ドルにのぼる（推定）。

研究設備：なし。学校のあるフロアーは葬儀屋の設備で占められている。

臨床設備：なし。ある学生が述べたところによると、一〇月一日から一月二八日までに二度、「幾人かの学生がノックスビル大学病院に連れられていった」そうである。調剤室はない。

この学校のパンフレットは初めから終わりまで虚偽の陳述で塗り固められている。

こうした無慈悲な評価がなされた学校の多くは、寄付金や補助金を得ることができなくなり破綻に追い込まれた。上記のノックスビル医学校も例外ではなく、フレクスナー報告が出版された年に、資金難で閉校されるにいたった。そして一〇校あった黒人向けの医学校のうち、八校は「淘汰」される結果となっている。

C・B・チャップマンはフレクスナー報告がもたらした変化の一つに、医学校の運営資金のあり方をあげている（C. B. Chapman, "The Flexner report by Abraham Flexner," *Daedalus*, Vol. 103, No. 1, 1974, p. 111）。一連の改革で推奨された医学教育は研究所の維持や常勤教員の雇用、臨床教育のための病院との連携などの必要から、その運営に莫大な費用を要するようになった。そこで、学費の値上げを余儀なくされたが、それだけでは賄いきれず、公的機関による補助金や、民間からの寄付金が欠かせなくなる。「報告」以降、フレクスナーがモデル校として示したジョンス・ホプキンス大学などの水準にまで教育改革をした学校には、寄付金が舞い込むこととなった。この新たな収入を確保するために、各学校が先を争って教育改革をおこなうようになっていく。これら補助金や寄付金はその後、学校運営費の大きなウェイトを占めるようになり、結果的にこうした資金の流れが医学教育の進歩、ひいては医学の「進化」を動機づけるものとなった。逆に、科学としての医学が「進化」するためには、「淘汰」される学校が出るのも必然であるという思考が流布したともいえる。当然、こうした思考の基礎となるのは、社会ダーウィニズムであると考えられる。そして多少手荒な報告こそが寄付活動をおこなう際の客観的な判断材料とされ、医学の進歩のための有効な手段と評されたのではないか。

フレクスナー報告の及ぼした影響は医学領域のみならず、後に精神医学、薬学、法学、教育学などといった、広範な領域の専門職制度に波及していくこととなった。以下では、社会福祉学を取り上げ、その専門職化の過程における彼の影響を検討していきたい。

## 2　一九一五年フレクスナー講演

### 否定されたソーシャルワークの専門性

一九一五年、ボルチモアで開かれた全国慈善矯正事業大会（National Conference of Charities and Correction）において、フレクスナーは「ソーシャルワークは専門職か？」（A. Flexner, "Is social work a profession?" in *Proceedings of the National Conference of Charities and Correction*, Vol. 42, 1915, pp. 576-590）と題した講演をおこなった。彼はこの長いとはいえない講演一つによって、その名が社会福祉学領域に広く知れわたっている人物である。そこで彼は医学を完成された専門職のモデルとして、「専門職の六規準」を提示したが、それは次のように要約できる（M. Syers, "Flexner, Abraham（1866-1959）," *Encyclopedia of Social Work*, 19th edition, National Association of Social Workers, 1995, p. 2585）。

①学習されうる性質
②実践性
③自己組織化へ向かう傾向
④利他主義的であること
⑤責任を課された個人であること
⑥教育的手段をこうじることによって伝達可能な技術があること

フレクスナーの主張にインパクトがあったのは、なによりもこれら属性を掲げた後で、「現段階でソーシャルワークは専門職に該当しない」（A. Flexner, *op. cit.*, 1915, p. 588）と結論づけたことである。当時、ソーシャルワーカーを養成する学校はすでに設立され、「専門的」な教育がそこで施されつつあるという認識があった。したがってフレクスナーの発言は社会福祉の従事者を専門職化させようと試みる人々にとっては衝撃的なものであったであろう。

しかしながら、フレクスナーの講演がソーシャルワーカーの専門職化のためになすべきことを明らかにしたことは有益であった。社会福祉の研究者たちはこれらの規準を満たすことに邁進すれば、その使命は果たされるかのように受け止めるようになった。以降、E・グリーンウッドやG・ミラーソンなどをはじめとする多くの研究者がソーシャルワーカーの専門職性について研究している。彼らはこぞって、医師をはじめとする専門家がすでに満たしている規準はなにかを考え、ソーシャルワーカーが専門家となるためには、一つ一つその条件を満たしていくべきと指摘した。こうした彼らの議論も、「フレクスナー神話」（D. M. Austin, "The Flexner myth and the history of social work," *The Social Service Review*, Vol. 57, No. 3, 1983, pp. 357-377）の世界のなかでくりひろげられた議論であったといえよう。

専門家がどのような特性をもつかを明確にし、それに合致させようとする手法は、「属性アプローチ（trait approach）」（P. Abbott and L. Meerabeau, "Professionals, professionalization and the caring professions," in P. Abbott and L. Meerabeau, eds., *The Sociology of the Caring Professions*, 2nd edition, UCL Press, 1998, p. 3）と呼ばれ、社会福祉領域にとどまらず、他の「発展途上」の職業集団にとっても総じて魅力あるものであった。それは専門職が発展する過程をいくつかの段階でとらえる「専門職化のプロセス」論（たとえば、H. L. Wilensky, "The professionalization of everyone?" *The American Journal of Sociology,* Vol. 70, No. 2, 1964, pp. 137-158など）と並んで、専門職論の主流といえる。A・M・カー＝ソンダースによる、専門職を発展段階的にとらえた専門職論（A. M. Carr-Saunders and P. A. Wilson, *The Professions,* Cass, 1933）と並んで、専門家が力を手にしはじめた当時を代表するとらえ方であった。

### ソーシャルワークの「科学」化

一九一五年のフレクスナー講演以降、社会福祉の学問理論を体系化させる試みや、専門職団体の整備、学会の開催、専門雑誌の発行、そして教育改革がより活発になされていった。専門家の規準とされたものを一つ一つクリアーするという活動の継続こそが、ソーシャルワーカーの専門職化へと結実するという思考こそは、フレクスナーが講演で強調したものであった。とくに、社会福祉という「知」の基盤となる理論の精緻化が最優先の課題となり、他学問からの理論の「移植」が熱心になされていく。

フレクスナー講演以降、社会福祉学領域では「技術への傾斜」が時代の趨勢となり、一九二〇年代には精神医学がソーシャルワーク理論の論拠とされるようになっていく。社会的環境の調整がソーシャルワーカーの最も重要な役割と主張したのはM・E・リッチモンドであったが、フレクスナーの主張に依拠した専門職化を遂行していくうちに、傍流へと追いやられることとなった。いわゆる「精神医学的氾濫（psychiatric deluge）」（K・ウッドルーフ、三上孝基訳『慈善から社会事業へ』中部日本教育文化会、一九七七年、一二七―一五六頁）とも揶揄される時代において、リッチモンドはもはや疎まれる存在となる。一九三〇年代にはいると、次第にフロイト派心理学が実践の理論的支柱となり、後にフロイト精神分析を用いる「診断学派」と、Ｏ・ランクのパーソナリティー論を用いる「機能学派」との二大学派に分裂するにいたった。

一方、「科学」的な学問の形式を維持するためには、恒常的な研究活動がおこなわれていなければならない。上述のように、ハドソンはフレクスナー的な言説は病院を科学的実験の場へと導き、パターナリスティックな医師‐患者関係を確立したと指摘したが、こうした特性もやはり社会福祉学にとりこまれていった。

戦前から英米の影響を強く受けてきた日本の社会福祉学のテクストにもその影響がみられる。渡部一高は戦前、「セツルメントは一の社會的實驗室である」（渡部一高「社會實驗室としてのセツルメント」『社會事業研究』第二四巻一〇号、一九三六年、五三頁）と述べているが、戦後になってもそれは継承されている。谷川貞夫はセツルメント・愛隣園を「社会事業のラバラトリー」（谷川貞夫『ケース・ウワーク要論（改訂版）』一九四九年、日本社会事業協会、一頁）としたし、児童福祉施設・双葉園長の高島巖も児童福祉施設を「実験劇場」（高島巖「ホスピタリスムスという名のテーマ――『読書能力の面から見た施設収容児童の在り方』を序言として」『社会事業』第三七巻四号、一九五四年、五一頁）と位置づけている。医学領域におけるフレクスナー報告は病院を実験あるいは研究施設へと刷新したが、上記の言明では福祉施設を実験／研究施設として位置づけてはばからない。当時の社会福祉を担っていた彼らがこのように「科学」を志向していたことは念頭においておくべきであろう。

ところでグリーンウッドは一九五七年に、ソーシャルワーカーはすでに専門家となったと宣言したが（E. Greenwood, "Attributes of a profession," *Social Work*, Vol. 2, No. 3, 1957, pp. 45-55）、これには人々の共有する根拠があった。というのも、「専門職の六規準」が満たされつつあるという認識があったからだ。たとえば、一九五五年に七つの社会福祉団体が統括され、全国ソーシャルワーカー協会（National Association of Social Workers：NASW）となり、フレクスナーの掲げた属性③「自己組織化へ向かう傾向」が達成されたものと理解できる。またこのグリーンウッドの論文が、合併して間もないNASWの学術専門誌 *Social Work* に発表されていることに象徴されるように、体系化された一つの「知」がすでにできあがったという達成感を、少なくとも社会福祉の研究者が抱きはじめた頃でもあった。つまり、一九五七年時点でフレクスナーの要求した専門性を支える科学化が順調に推進されているという共通認識が存在していたのである。

### 医学の様式の踏襲

社会福祉学を構築する際に、医学の学問的様式がモデルとされたことは、既述の通りである。しかし、そうした試みはすでに一九世紀末頃からなされていた。リッチモンドは一八九七年に「応用博愛事業学校の必要性」を発表し、その必要性は医学を下敷きにするからこそ、浮上してくるものとして論じている（M・E・リッチモンド「応用博愛事業学校の必要性」田代不二男編訳『アメリカ社会福祉の発達』誠信書房、一九七四年、四―一三頁）。リッチモンドが応用博愛事業学校の設立を説くのは、基礎科学を共有する医師という専門職に追随して、ソーシャルワーカー独自の「共通の基礎」が確立されることを「信じている」からである（同書、七頁）。当時すでにこうした認識が浸透していたことは、「専門的な土台の上に博愛事業を置く」（同書、一一頁）ことが重要だとして、リッチモンドの提唱する学校設立に賛同を表明する、リッチモンドに寄せられた手紙を一見しても明らかである。

戦前の日本においても、こうした医学の模倣は忠実に輸入された。藤田進一郎は『社會事業研究』誌上において、「社會事業的救濟に理論的吟味を要しないといふのは、醫者が病人を治療するのに、病理的究明を要しないといふのと同一」（藤田進一郎「社會事業と理論」『社會事業研究』第二一巻七号、一九三三年、一二五頁）と述べ、社会福祉の理論の必要性を説く。

また、医療ソーシャルワークの草分けといわれる浅賀ふさは戦後、次のように述べている。

ケースウォークの過程は、醫者が患者の病氣を診斷して、治療する如く、辯護士が法律問題を解決する如く、一定の過程を持つて居る。醫者の中にも、實驗室の化學的檢査をしたり、環境狀況を考慮に入れたり、又他科の醫學的調査を賴んだりして、病を原因的に知つて、的確な診斷を下した上、治療の方針をたてる者と、頭痛には此の藥、腹痛にはあの藥と定まつた藥を與える者とがある。勿論後者の如きは診斷家でもなければ治療家でもない。（浅賀ふさ「ケースウォーク」厚生省児童局編『児童福祉』東洋書館、一九四八年、三四一頁）

医師が「病理的究明」、つまり研究結果に依拠して診断を下し、治療をおこなうように、専門職であるソーシャルワーカーは学問的究明に裏書きされた業務を遂行することが要求されることになる。

また、医学は基礎科学を前提とされたが、これも踏襲された。たとえば、社会福祉学の基礎科学として、社会学や経済学、はては生態学や優生学にいたるまでさまざまな学問理論があげられている。木田徹郎によると、社会福祉学は「現存する関係科学の総ての知識を基礎に持たねば完成せぬ」（木田徹郎「社会事業の本質問題について――閑な時間の読物として」『社会事業』第三五巻一号、一九五二年、四〇頁）ものであるという。そしてさらに次のように述べる。

技術的な記録となり、実験となることによって科学となり得るのである。即ち社会事業の実践は技術によって実験となり、その故に科学的になる。したがって実践は一つ一つ切り離されたものであるが、実験たることによって整理され進歩性を獲得する。だから技術は前以てつめ込まれた機械的な画一化でなく生々躍動する進歩的なものなのだ。（同論文、四〇頁）

ここでは技術の科学化が、専門職の「発展」を保障するものとされている。しかしながら、医学領域においてその戦略が医師の社会的地位向上という大きな成功をおさめたのに対し、社会福祉学領域においては同じような地位向上をともなわなかった。現在、社会学における専門職論では、「属性アプローチ」が有効でないということは、共通認識となっている（P. Abbott and L. Meerabeau, *op. cit.*, pp. 3-5）。留意すべきは、医療とソーシャルワークという二つの学問領域に、フレクスナーを介して成立した共通する科学的様式が存在することである。またその他の学問分野においても、フレクスナーを源泉とする同様の様式がみうけられる。

## 3　フレクスナーの亡霊

### 「進化」する専門職

フレクスナーは、医療領域において「進化」を遂げる医学専門職を最前線で目の当たりにしてきた人物であったといえる。彼自身、各学校が生き残るための条件を明記し、また実名をあげて個々の医学校の評価をおこなったことで、その「淘汰」の営みの片棒を担いだ。そうした人物が一九一五年の講演の結びに、次のような含蓄のある言及をしている。「不愉快ではあろうが、ソーシャルワークが専門職でないということを自覚するようになれば、おそらくソーシャルワークは進歩するであろう」（A. Flexner, *op. cit.*, 1915, p. 590）。

ここでフレクスナーは、ソーシャルワークの専門職性をただ否定するだけではなく、ソーシャルワークという営みを「進化」するものとして位置づけている。そこには、医学などその他の専門職も、その絶えざる研究活動により発展するといった動態としての専門職が前提としてあった。つまり、ソーシャルワーカーが専門職にまで「進化」するという可能性も言葉の裏に潜ませていたのである。彼はこの「進化するソーシャルワーカー」像をもとに、主に医学との比較によってその程度を類推したのであるが、一方では、他のさまざまな（専門）職業との対比をおこない、斜め上がりの進化の線を具体的に描き出している。

簡粗であるが、図4-1に講演のなかで明らかにされた「進化」の概念図を描いてみた。ａに配管工

図４－１　フレクスナー講演における専門職の「進化」

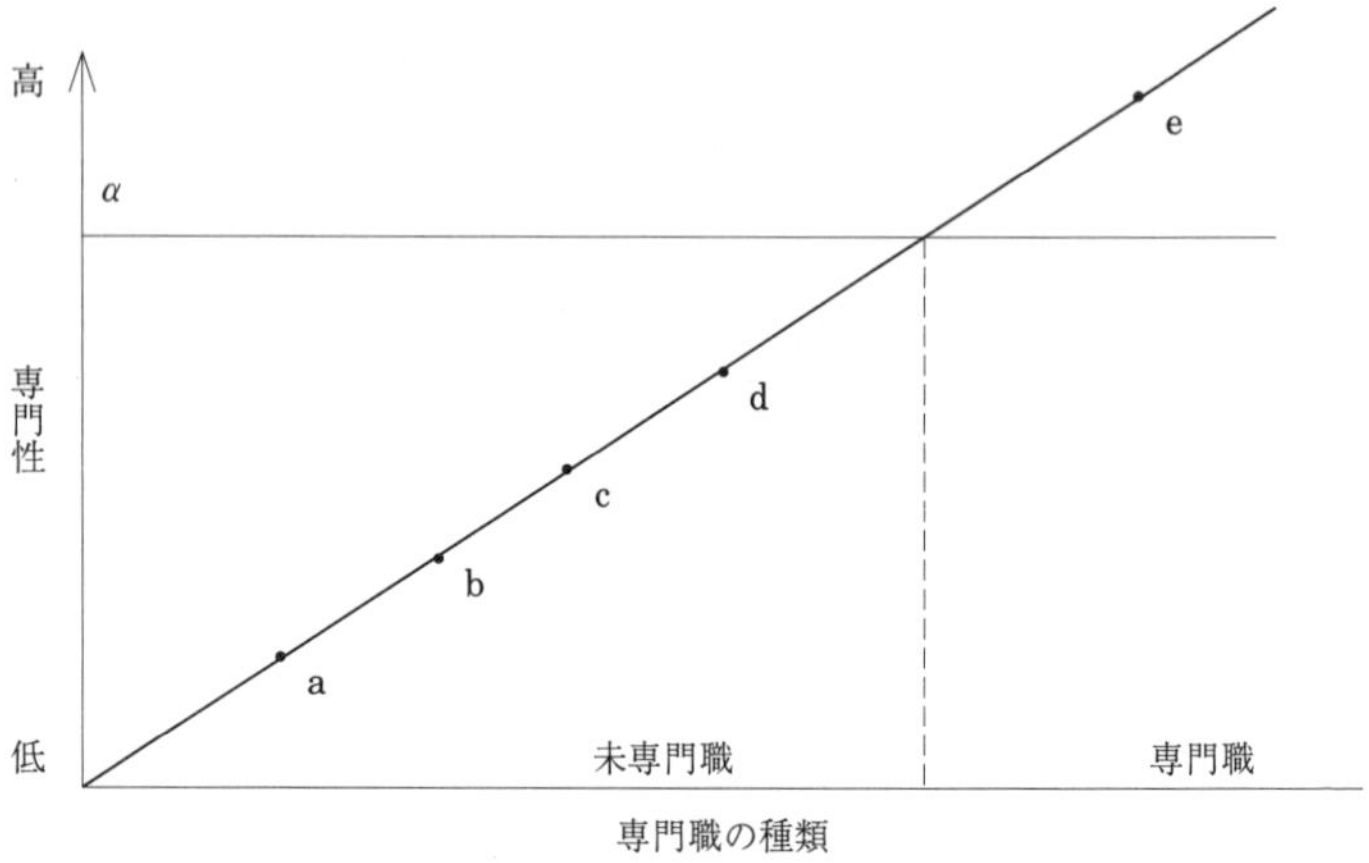


（plumbing）、ｂに銀行家、ｃに薬剤師、ｄに正規看護婦、または保健婦が想定されている。そして「承認された専門職」としてｅには「法律家、医師、宗教家」があげられた。

また「専門職としての規準線」は、αに設定されているが、これはフレクスナーが一九一五年の講演で明らかにした「専門職の六規準」が満たされた状態であることは容易に察せられよう。ここでは、αの線を踏み越える職業こそが専門職として認定されるのである。

ソーシャルワーカーという職業が斜め上がりの線のどの部分に位置づけられるかに関しては、フレクスナーは明言を避け、「ソーシャルワークは教育とほぼ同じ水準にある」（A. Flexner, *op. cit.*, 1915, p. 587）とだけ述べているが、社会福祉の技術は発展していくものと確認した。そこで、いつかはソーシャルワーカーもαの線を踏み越えるという、明るい未来が約束された。彼がどこまで本気でその可能性を信じていたかは不明であるが、否定はしていないことは確かである。

なお、この進化していく職業というイメージにしても、フレクスナーのオリジナルではなかったことは、リッチモンドの文献からみても明らかである。彼女は一八九七年に、医師という専門家をすでにその専門性が保証されたものとして、「医師こそ私たちが心からそうなりたいと願」っているものであるという。そして、その後で、「慈善事業の進歩の上では初歩的な段階以上には進んでいないというべき」(M. E. Richmond, "The method of a training school in applied philanthropy," *The Long View*, Russell Sage Foundation, 1930, pp. 99-104)としている。つまり、医学領域と同様、ソーシャルワークの領域においても、フレクスナーは代弁者的な役割を果したといえよう。

### 現存するフレクスナー——日本における展開

ソーシャルワーカーの専門職化を目指す者たちは、医師を完成された専門家として位置づけ、その属性を理論的に抽出し、そのモデルへと近づけようとした。こうしたいわゆる「属性モデル」は、社会学の領域では、ある職業の動態を説明するものとしては、一九六〇年代頃からその限界性を指摘されるようになっていた。ここで指摘された限界性を仔細に述べる紙幅はないが、たとえば、属性アプローチとは、専門家の有するイデオロギーの再生産を促進するにすぎないとするものや、機能主義的分析に深く根差している、という批判である(R. Hungman, "Social work and de-professionalization," in P. Abbott and L. Meerabeau, eds., *op. cit.*, pp. 178-198)。また、その一つのバージョンであるフレクスナーの主張も、こうした流れのなかで批判にさらされた。

ところが日本では、一九八〇年代後半にソーシャルワーカーの国家資格法を成立させるため、専門性の根拠となる体系的学問が必要とされた。その背景には、超高齢社会の到来や、家族の介護能力の低下などがもたらす圧力から、人的資源の開発が急がれ、サービスの民営化を見越した福祉従事者の質の確保が望まれたという状況が存在する。そこで、専門性を確立するための策として、無邪気に「科学」を追求しえた古き良き時代の「社会福祉学」を柱に据えることとなったのである。戦略的にとりこまれたその「学問」は、もちろん、フレクスナー的な思考様式に彩色されていた。

こうした現状は隠されているわけでもない。一九八七年の「社会福祉士及び介護福祉士法」の成立は、社会福祉士の専門性が保留されたまま、時の厚生大臣、斎藤十朗の「政治的決断」（座談会「『社会福祉士及び介護福祉士法』の成立と今後の展望」『月刊福祉』第七〇巻九号、一九八七年、一二頁）に拠るところが大きかったと公に語られている。

とはいえ、社会福祉士及び介護福祉士法制定の際、その専門性は全く看過されたわけではない。内閣法務局において社会福祉士の専門性に関して検討した際、厚生省社会局庶務課より日本社会事業大学社会事業研究所に調査協力依頼があって作成された「社会福祉士の職業倫理と専門性」（京極高宣「社会福祉士の専門性に関する資料」『日本社会事業大学　社会事業研究所年報』第二三号、一九八七年、一三九―一四九頁）の図は、現在でも大きな影響力をもつ。これは主として古瀬徹と京極高宣の二名で作成されたもので、図4-2のような構成となっている。

図をピラミッド状にすることによって、各要素間における優劣が表現されているが、これも結局、属性アプローチの一バージョンにすぎない。それは、フレクスナーを媒介に社会福祉領域に導入された、属性主義的な専門職論の平面上における議論だといえる。この図は、現在でも社会福祉士あるいは介護

図4－2 「社会福祉士の職業倫理と専門性」

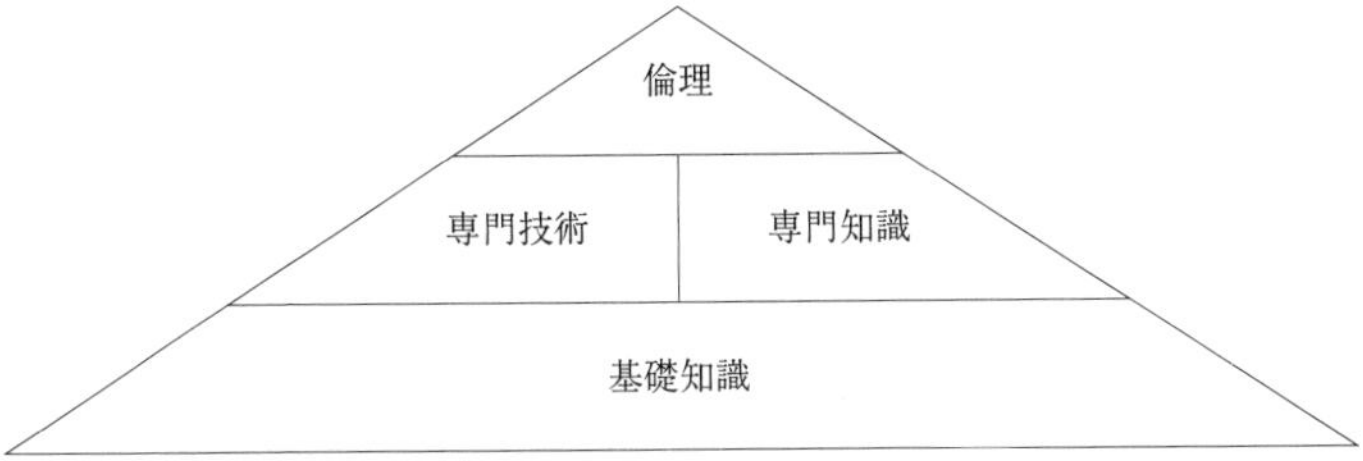


（注） 倫理：人権の擁護・自律援助・守秘義務
専門技術：社会福祉援助技術
専門知識：各種社会福祉制度・関連分野に関する知識
基礎知識：関連知識・一般教養
（京極高宣「社会福祉士の専門性に関する資料」『日本社会事業大学 社会事業研究所年報』第23号，1987年，p. 140）

福祉士の専門性を説明するものとして、社会福祉士を養成するための教科書をはじめ、各所で引用されているものである。ここに、今なお色濃く残るフレクスナーの影響をみることができよう。そして同時に、社会福祉の領域とは属性アプローチへの批判に無関心を装うことのできる場だということがわかる。

### ソーシャルワークという「知」

同法成立時に厚生省社会局庶務課長であった瀬田公和は、ソーシャルワーカーの専門性を「たまねぎ」とたとえ（前掲座談会、一八頁）、専門性の核となるものがないため、業務独占ではなく名称独占だけの資格になったと述べている。「客観的な実態から考えていけば、どうしてもある意味で医療に近似したような、専門的な知識、技術が必要になってくるだろう」としながらも、現在の段階では「専門的な知識や技術」はないとしている（同座談会、一九頁）。

ところが一方では、ソーシャルワークに知の体系をみる論者もいる。たとえば、M・フーコーは、ソーシャルワーカーは人々を監視し、矯正する機能を担うと述べた上で、知に基づいた教育を施されていると述べている（“Social work, social control, and normalization : roundtable discussion with Michel Foucault,” in A. S. Chambon, A. Irving and L. Epstein, eds., *Reading Foucault for Social Work*, Columbia Univeral University Press, 1999, pp. 92-93）。またその座談会に出席していたJ・ドンズロは『家族に介入する社会』のなかで、ソーシャルワーカーを医学や教育と並んだ一つの管理装置として位置づけ、いかにそれらが家族に介入していくかについて考察をおこなっている。彼はソーシャルワークという学問領域を考察する際、権力と知の関係の問題に集約させるのではなく、「司法・精神医学・教育という三つの決定機関によって構成される戦略的な鎖列に基づいて、ソシアルワークの決定的に社会的な影響力を理解しようと努めなくてはならない」（J・ドンズロ、宇波彰訳『家族に介入する社会――近代家族と国家の管理装置』新曜社、一九九一年、一一五―一一六頁）という。ここで彼らは、共通してソーシャルワーカーを知に裏付けられた専門家とみなしており、それが与件とされている点が特徴的である。

あるときは専門家とされ、またあるときはそれに満たないとされるソーシャルワーカー。こうした見解の齟齬は、ソーシャルワーカーという職業が他の専門職に比べて、薄給で地位が低いという現実から生まれるのであろう。フレクスナー的思考に依拠してこの問題を分析すると、こうした現状は「専門性」が低いからであり、その原因は「専門職の六規準」のいずれかが満たされていないためと結論づけられる。ソーシャルワーカーの専門性についてこれまで多くの議論がなされてきたが、この規準に拘泥するものがほとんどである。たとえばH・ゴールドスタインは、専門性の低さを理論の不備に求め、その問題点をあげている（H. Goldstein, *Social Work Practice : A Unitary Approach*, University of South

Carolina Press, 1973, pp. 52-53)。理論の「完成度」に関する議論はさておき、こうした回路こそがフレクスナーの思考に束縛されているといえる。

人々に介入する機関としてのソーシャルワーカーの存在がパワーに溢れていると指摘される一方で、低賃金で社会的地位は低いものとなっている。この逆説的な設定を解釈するには、P・アボットが指摘するように、ジェンダー・イデオロギーが重要な要素となってこよう。アボットはソーシャルワーカーを含む「ケアする職業（caring professions）」が直面する問題点として、次の三点をあげている（P. Abbott and L. Meerabeau, "Health visiting, social work, nursing and midwifery : a history," in P. Abbott and L. Meerabeau, eds., *op. cit.*, pp. 47-48）。第一に、従来ケアは女性の仕事とされ、それを職業化した場合も女性の役割の延長線上におかれるため、社会的地位が低くなる。また第二点として、ワーカーは女性が多く、そのクライエントもまた女性であることが多い。そしてクライエントは母性という規範やジェンダーロールを強要される傾向にある。最後に第三点として、これら女性が従事する職業の専門性は中産階級の女性が家庭の外で働くために必要とされたものであり、父権社会に適応する範囲内で許されたものにすぎない。父権的な国家では、女性が従事する職業である以上、賃金や地位を高くする必然性はなかった。

本章では、医学領域におけるフレクスナー報告の衝撃と、彼の影響を受けた職業集団の一つであるソーシャルワークにおける展開を追ってきた。フレクスナー的思考は、医師の専門職化に大きな成果をおさめ、その過程で起こった数々の不都合に批判が集中するにいたる。そして一度否定された「専門家」の規範が、現在、ソーシャルワークの領域において生き生きとしたかたちで残存することを確認した。

フレクスナーの重視した属性アプローチは、他にも看護婦など、A・エツィオーニによると「半専門職」（A. Etzioni, ed., *The Semi-professions and Their Organization: Teachers, Nurses, Social Workers*, Free Press, 1969）と称される職業にもみうけられる。これはとくに「半専門職」が専門職という形式を体現するにあたり今なお公的な場において有効であることを示している。福祉国家においてミクロなレベルにおける「半専門職」の担う役割は大きいと指摘される一方で、これらの職業がいまだ属性モデルを採用していること、またそれが許されているということは、何らかの政治が表出したものといえるのではないだろうか。

**参考文献**


D. M. Austin, "The Flexner myth and the history of social work," *The Social Service Review*, Vol. 57, No. 3, 1983, pp. 357-377

B. Barzansky and N. Gevitz, eds., *Beyond Flexner: Medical Education in the Twentieth Century*, Greenwood Press, 1992

A. Flexner, *Medical Education in the United States and Canada: A Report to the Carnegie Foundation for the Advancement of Teaching*, Vol. 4, Carnegie Foundation for the Advancement of Teaching, 1910

A. Flexner, "Is social work a profession?" in *Proceedings of the National Conference of Charities and Correction*, Vol. 42, 1915, pp. 576-590

R. P. Hudson, "Abraham Flexner in historical perspective," in B. Barzansky and N. Gevitz, eds., *op. cit.*, pp. 1-18

# 第5章　衛生行政政策の社会的機能
## ――明治初期京都府による塵芥処理政策を事例として――

小野尚香

## 1　塵芥処理政策にみる近代化の様相

### 衛生行政制度の登場

長与専斎は、欧州での視察をふりかえり、彼が「衛生」と訳した「国民一般の健康保護を担当する」行政組織について次のように記している。「実にその本源を医学に資《よ》り、理化工学、気象、統計等の諸科を包容してこれを政務的に運用し、人生の危害を除き国家の福祉を完うする所以《ゆえん》の仕組にして、流行病、伝染病の予防は勿論、貧民の救済、土地の清潔、……薬品、染料、飲食物の用捨取締に至るまで、およそ人間生活の利害に繫《かか》れるものは細大となく収拾網羅して一団の行政部をなし、……国家行政の重要機関となれるものなりき」（長与専斎「松香私志」『松本順自伝・長与専斎自伝』東洋文庫、一九八〇年、一三

| | 京　都 | 日　本 |
|---|---|---|
| 1871. 10 | 地蔵祭禁止，石像撤去 | 寺請制度廃止 |
| 11 | | 窮民一助救助規則 |
| 1872. 1 | 市中人口244,883 | 全国の戸籍調査 |
| 2 | 牧畜場設置 | |
| 3 | | 文部省に医務課 |
| 5 | 糞桶運搬時の覆いを命じる，乞食追払令 | |
| 7 | 医務取締の制度設ける | |
| 8 | 失籍人を窮民授産所の使役につかせる | |
| 9 | 屎尿運搬時間制限 | |
| 11 | 仮療病院開業 | 違式詿違条例定める |
| | 圕厠設置 | 太陰暦を廃止，太陽暦を採用 |
| 1873. 3 | | 神武天皇即位日を紀元節と称す |
| 6 | 温泉施設設置 | |
| 10 | | 祝祭日を定め休暇とする |
| | | （元始祭，孝明天皇祭，紀元節，神嘗祭，天長節，新嘗祭等） |
| 11 | 窮民授産所受業人の病死体の解剖許可 | 内務省設置 |
| 1874. 4 | 療病院，窮民授産所に医師派遣 | |
| 8-9 | | 医制，東京・京都・大阪に達 |
| 10 | 京都合薬会社設立 | |
| 11 | 医務掛設置（療病院から医事が独立） | |
| 12 | | 恤救規則制定 |
| 1875. 3 | 化芥所設置，屎尿運搬時防臭薬使用 | |
| 7 | 癲狂院設置 | 内務省に衛生局設置 |
| 1876. 1 | 迷子，棄児，行倒人の届出を本庁から小学校詰巡査に変更 | |
| 3 | 本庁日祭日，土曜日半日休みの週休制 | |
| 8 | | 内務省に授産局設置 |
| 9 | 京都駆黴院仮院設置 | |
| 1877. 2 | | 西南戦争開始 |
| 10 | コレラ避病院設置 | |
| 1882. 4 | 化芥所，民間へ払い下げ | |
| 1883. 2 | 窮民授産所，民間へ払い下げ | |

（府庁文書，京都府立総合資料館編『京都府百年の年表』京都府，1971年等を参考とした）

表5-1　関連年表

| | 京　　　都 | 日　　　本 |
|---|---|---|
| 1867. 12 | 京都市中取締役所設置 | 王政復古の大号令 |
| 1868. 1 | | 戊辰戦争始まる |
| 3 | 京都市中取締役所を京都裁判所と改称 | 西洋医術兼習採用，五箇条の誓文 |
| 閏4 | 京都裁判所を京都府と改称，種痘施行（有信堂のち種痘所） | |
| 6 | 市中横死人発見の届け出 | |
| 8 | | 天長節の執行を布告 |
| 9 | 槇村正直京都府出仕 | 天皇東京へ出発 |
| 11 | 流民集所設置，鰥寡孤独廃疾の無告の窮民を町年寄が調査届け出 | |
| 12 | 流民集所担当府官任命 | |
| 1869. 1 | 町組改正，疾病予防のために塵芥掃除を命ずる | |
| | 小百姓窮民調査を庄屋年寄が調査届け出 | |
| 2 | 流民集所治療掛任命 | 東京遷都決定 |
| 3 | 流民集所管轄下の者に市中塵芥掃除を命ずる | |
| | 貧民無産者の営業のため小口貸付 | |
| 4 | | 失籍浮浪人復籍の措置 |
| 5 | 最初の小学校開校 | |
| 6 | | 版籍奉還 |
| 8 | 窮民救助米を大蔵省交付 | |
| 9 | 天皇還幸要求 | |
| 11 | ゴミ捨て場定める，捨子戒める | |
| 1870. 1 | 行倒人処理法を布達 | |
| 2 | 窮民救助米を下付 | |
| 9 | 無札の流民，乞食を国境外へ追い払う旨達す | |
| 11 | 窮民授産所開設 | |
| 12 | 舎密局設置 | |
| 1871. 2 | 無籍者取調べ | |
| 3 | 種痘所を種痘館と改称 | |
| 4 | | 戸籍法定 |
| 6 | | 棄児養育米給与方 |
| 7 | | 廃藩置県 |
| 10 | 京都博覧会開催 | |
| | （この年以降明治期には毎年博覧会もしくは類似した会が開催された） | |

図5-1　明治初期京都府のおもな衛生行政施設および組織

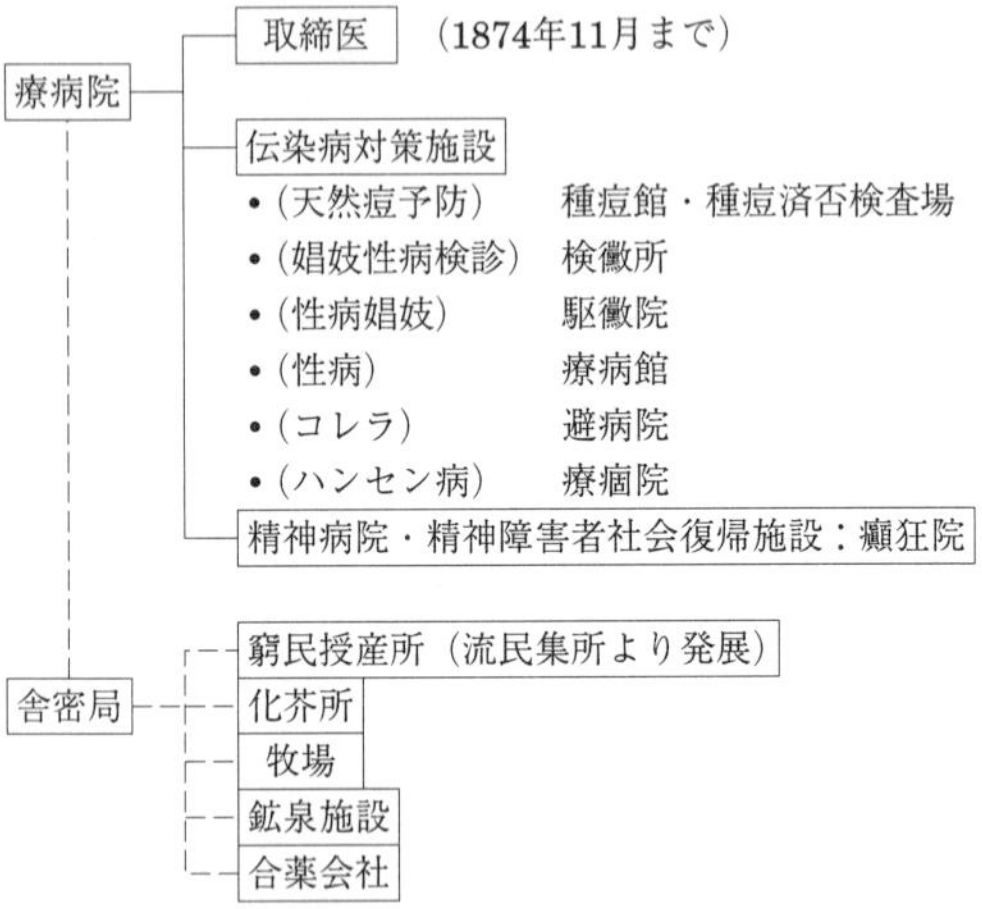


三—一三四頁）。長与は、明治期日本における衛生行政制度の基礎を築いた人物である。

個人レベルでの養生や慈恵の枠のなかにあった医療は、明治期にはいって社会の成員全体を対象とした衛生行政制度として構成されていく。中央政府は、一八七四年、その枠組みを「医制」として示し、具体的な実施内容と方法の決定を各々の地方行政府に委ねた。

当時、京都では、府官・槇村正直（一八六八年出仕、一八七五年知事となる）の主導により、近代西洋の知識と技術また衣食の習慣を積極的にとりいれた欧化政策が遂行されていた。衛生行政の中枢的な施設となる療病院設置の際に、槇村は、「健康天壽を保ち職務勉強之力を増長し土地国家之繁栄を助る心掛肝要たるべき也」（一八七二年壬申一〇月、制法）と述べている。府民の健康と勤勉が社会の繁栄に結びつくという考えが示され、健康であることと勤勉であることが府民ひとりひとりに求められた。

衛生行政政策においても槇村の政策的意向が反映さ

れる。槇村らは、一八六九年から、京都在住の「医師」および西洋の知識と技術をもった人びとを府官として採用し、その人びとをもって、規則を作り、施設を開設し、業務を組織化し、わずか数年で衛生行政制度の骨格をつくりあげていった。この制度の中心的な組織は図5-1のとおりである。衛生活動の拠点となった施設には、おもに次のような目的がみられ、その目的を実践すべく業務が行われた（小野尚香「明治初期京都における調剤資格制度に関する史的考察」『大阪大学医学雑誌』第四八巻二―三号、一九九六年、六三―八二頁参照）。

(1)　疾病予防と健康増進

衛生行政政策は、衛生理論を応用した住民の疾病予防と健康増進を企図した。そのため、人びとの生活に目をむけ、伝染病予防をはじめ飲食物や居住空間の管理がすすめられた。一八七〇年一二月に設置された舎密局（京都府の理化学研究施設）では、食品添加物検査や薬品真贋検査を行い、安全な飲料水や防臭薬、消毒薬、石鹼を製造した。合薬会社では調剤業務を担当した。また牧場では、府民の栄養増進のために牛肉や牛乳の生産に着手した。

一八七二年一一月に開院した療病院は、西洋近代医学の知識と技術に基づく治療と医学教育に加えて、開院当初の二年間、衛生行政の中枢機関としての役割を担った。衛生調査を実施し、出生状況から死亡原因まで、また予防接種（種痘）や伝染病罹患にいたる府民の身体の把握に努めた。さらに、開業医の監督・指導、舎密局の事務も担当している。また、療病院の附属施設として、住民への感染を予防するためにコレラ患者用の避病院（住民へのコレラ伝染を防ぐための罹患者隔離施設）や梅毒罹患娼妓用の駆黴院を設置して発病者の隔離を行った。

⑵　教育と啓蒙

衛生業務を担った施設の多くは教育施設を兼ね、衛生行政制度の担い手養成が行われた。療病院、舎密局、合薬会社、牧場では、指導者としてドイツ、オランダ、英国、米国から専門家を教師として雇い、各業務に関する講義と実習を任せ、近代西洋の知識と技術を直輸入しようとした。療病院では、医学生への教育だけではなく開業医への伝染病予防教育も行った。

また、府は住民への新しい衛生観念の普及を図った。新しい衛生業務を施行する際には、随時、布達や布告をとおして疾病予防や健康増進という理由を示し協力を求めた。舎密局では受講生を各地域に派遣して、防臭薬や消毒薬の府下全域への普及に努めた。

⑶　勧業

衛生業務を担った京都府の施設のなかには、衛生行政制度を支える商品を製造する勧業施設として機能したものがあった。勧業的性質は舎密局、牧場、合薬会社にみられ、受講生は学びながら作業に従事した。京都府は、疾病を予防し健康増進を図る新しい生活用品や医薬品を生産し、布達や布告をとおして宣伝し、そして、特約店制度あるいは町組役員の協力をえて商品の流通ルートをつくりだしていった。舎密局製造の飲料水や石鹼の売上げは伸び、消毒薬については一八七七年のコレラ流行時に買占めがおこり、商品が不足する事態となった。

衛生施設が勧業的機能をもつことによって、疾病を予防し、健康を増進し、あるいは身のまわりや生活空間を清潔にすると説明された商品が市場に流通した。その結果、京都府民がその商品をとおして衛生という考え方にふれる機会が広がっていった。

このように、衛生行政政策には、疾病予防や健康増進について、新しい考え方とそれを可能にする方法が示された。それは、教育・啓蒙あるいは勧業という施策をともなうことによって、近代社会を形成していくひとつの装置として動きだした。

本章では、衛生行政政策の機能について、さらに検討していくために、明治初期に疾病予防を目的に掲げて登場し、衛生行政制度の柱のひとつとなっていく京都府による塵芥処理政策をとりあげた。行政文書とくに布達、布告を中心的な資料として、第１節では塵芥処理政策にみられた近代化の様相、なかでも一八六九年に示された疾病予防という考え方と一八七五年に設置された塵芥処理施設「化芥所」にみられた近代的な塵芥処理方法についてみる。この塵芥処理という衛生政策がそのなかに流民および貧民対策を包含していたが、第２節ではその政策的意図に注目する。第３節では、本章でとりあげた塵芥処理政策の構成過程に注目し、この政策の社会的機能について考察する。

### 疾病の原因を瘴気に帰する

一八六九年一月、京都府は告諭して、家のまわりから塵芥を一掃して疾病を予防する必要があると府民に命じた。その理由として、「悪水溜りてハ腐敗の気一種毒を生し人身にふれて様々の病となる」（一八六九年己巳正月一〇日、布令書）と、疾病の原因を瘴気に帰する考え方が示されている。江戸期には交通の障害となるものを取り除き、また河川の氾濫を防ぐために行われた塵芥の処理は、明治という時代の幕開けとともに疾病予防という新しい目的をもち、行政機関の直接管轄下におかれた。

つづいて三月九日、府は流民集所（一八六八年一一月設置、流民の収容および管理施設）管轄下にある人びとに、担当地区を定めて塵芥の掃除を課す方針を示した。その際にも、「町々掃除溝さらへ等せされハ塵芥悪水腐敗之気人身にふれて種々の病となる」（一八六九年己巳三月九日、布令書）ために、町内で申し合わせて掃除溝さらえにとりかかるよう命じたことを確認している。

一八七〇年一一月、流民集所は窮民授産所に発展しているが、この仕事を受け継いだと思われる。また、京都府は江戸期の方法に倣って、ゴミ捨て場を設置し、また河川への塵芥投棄を禁じた。

屎尿も瘴気対策の対象となった。一八七二年五月、京都府は屎尿の臭いについて、「見苦敷ノミナラス臭気人身ニ毒ヲ成シ」という考えを示し、糞桶を運ぶときには必ず覆いをして、その臭いが人にふれないように命じた（一八七二年壬申五月、布令書）。九月には、「腐敗物之悪臭気ハ人身ノ滋養ヲ害スル」と屎尿運搬時間を日の出より一時間前に限り（一八七二年壬申九月二四日、布令書）、また一一月には、「市街観美之闕而已ナラス臭気人身之滋養ヲ害シ」と、路上の美観と清潔を目的に圊厠（公衆便所）建設に着手した（一八七二年壬申一一月、布令書）。

一八七二年は第一回京都博覧会（実質的には二回目）が開催され、多数の欧米人が入京した年である。それにともなって街のようすに変化がみられた。「外国人が入洛出来るやうになっては、放尿勝手次第だった街にも溝蓋が出来、辻便所が出来た」（大槻喬編『京都博覧協会史略』京都博覧協会、一九三七年、三いる。

四七頁）と当時のようすが述べられている。一八七四年の統計によると、市中の圊厠は六九〇を数えている。

一八七五年には京都府が招いた欧米人教師の指導によって、舎密局で製造された防臭薬を屎尿運搬時に使用することが義務づけられた（一八七五年三月、医務掛伺達甲、京都府史雑治）。京都の塵芥および屎尿処理政策には、当時の西洋支配の清潔観からみて、日本を不潔であり、それゆえに野蛮であるとする眼差しが映しだされている。幕末から明治はじめに来日した欧米人は、たとえば英国初代駐日公使R・オールコックの記録（R・オールコック、山口光朔訳『大君の都　上』岩波文庫、一九六二年、二〇〇頁）にもあるように、日本各地の路上から漂う屎尿の臭いにたいして不快感と恐怖感を表していた。また、中央政府は、一八七三年、地方違式詿違条例（現在の軽犯罪法にあたいするもの）において、無蓋の糞尿運搬を禁止し、違反者には罰金または懲役にすると通達している。京都府による「健康的な」居住空間の創造には、欧米人の日本への批判的な眼差し、さらに西洋の考え方に倣おうとする中央政府の意向が反映されていた。

このように、明治初年、京都府は塵芥処理を衛生学的見地から行政課題にとりあげた。類似した政策は、同時期に東京府や石川県などにおいてもみられた（今西一『近代日本の差別と性文化——文明開化と民衆世界』雄山閣、一九九八年、六一—六六頁）。

### 化芥所にみる塵芥処理の新しいシステム

一八七五年、京都市中二カ所に化芥所が設置された。塵芥処理は、この化芥所業務の開始によってその様相をかえた。古く江戸期には庶民の生活習慣として、不用品の再利用や有用品の修理などが行われていた。また、一八六九年に京都府は塵芥処理を命じたが、その対象場所は家のまわり、溝、および路上に限られていた。化芥所が開かれた年、府は再利用の対象を不用品だけではなく塵芥にも広げ、塵芥を一掃すべき場所を路上と溝だけではなく住民の家のなかへと拡大した。また、化芥所の労務管理にも新しい方法がみられた。

同年三月の布令書別紙「化芥所塵芥分析規則」（一八七五年三月、布令書）には、「塵芥採取」と「化芥所事業」の条文があり、各々の業務内容と労働規則が記されている。まず、「塵芥採取」には、市中の塵芥・廃品回収方法が示されている。京都市中一六八八町を一六の地区に分け、一地区につき四人の採取夫が分担し朝六時から夕方六時の間に輸送車一台をもって塵芥を集める。彼らは一日五町をまわることができるため、約二二日で市中を一循する。また、次のことが取り決められた。車夫は「雛形ノ印鑑」を持参すること。塵芥採取の費用は毎戸月一銭、裏屋は半銭と定め、区長が徴収して、翌月の五日に舎密局に納めること。急を要する場合には、塵芥採除必要の掲示を家の門戸に張り出すこと。緊急のときには、「小学校詰番人」をとおして最寄りの採収所に、また道路川中橋梁に塵芥などを見つけたときは、その地域担当者もしくは化芥所に報知すること、などである。

ここには、一八七二年に採用された太陽暦という全国一律の時間規則に基づき、市中全域・全戸を対象として、定期的に、集団で巡回するという就業規則が示されている。また、基本的に住民負担による有料塵芥採取とし、この施設の業務を地域と関連させ、塵芥採取料をその地区の区長が徴収し、「受業人」の賃金受渡しも「受業人」居住地の戸長をとおして行うこととした。区長など町役人や小学校と協力体制を整え、地域単位で居住空間からの塵芥の排除が規則的に施行された。

次に、「化芥所事業」には、採収した塵芥の処理方法が記されている。化芥所内を甲乙丙に分け、甲蔽は「塵芥等ヲ堆積シ有益物品ヲ撰分」、乙蔽は「撰分セシ物品ヲ分析化成」、丙蔽は「撰分ケヲ経シ化成糞培料並堆糞及消石母土ヲ化成スヘキ塵芥ヲ貯蓄」の業務をそれぞれ担当することになっている。また、乙蔽は、業務指導者、会計係、役員、化芥所での業務従事者「受業人」の詰所を兼ねた。

この事業によって、回収した廃棄物のなかから有用なものを分別して貧民に分け、残ったものを「化成」し商品化するという塵芥処理システムが生まれた。ここで、「化成」とは、紙、絹、綿、麻などの布切れ、毛髪、藁類、肉魚の骨、貝殻、柑橘類の皮、木屑、植物の茎葉、羽毛類などから、紙、油、肥料などへ再生し再資源化することである。

化芥所施設での「受業人」には、性、年齢、体力、健康状態に応じた課業と、それに見合う賃金が決められた。また、業務開始時と終了時に出勤簿に捺印すること、全国一律の時間に基づいた始業・休憩・終業ベルに従って仕事を開始し、休息し、終了することなど、江戸期には一般にみられなかった労働規則の遵守が求められた。

以上のように、化芥所における塵芥の再利用・再資源化の業務は、「化成」という技術を導入し、近代的な様式、つまり時間割と、明確に規定された業務分担と手順に基づいた、効率的な分業体制によってすすめられようとしていた。

## 2　塵芥処理政策にみられた救貧的側面

先の長与専斎の言葉にあるように、当時、「国民一般の健康保護を担当する特殊の行政組織」は「貧民の救済」を包含するものとされた。このことは、京都府の塵芥処理政策にもみてとれる。流民集所、窮民授産所、そして化芥所のいずれの施設でも、救貧を目的とし、塵芥処理業務をとおして貧民の更生を図った。

### 「乞食物もらいの流民」の選別

第1節で述べたように、京都府は、一八六九年に路上からの塵芥一掃に着手し、その業務を保護下においた「乞食物もらいの流民」に命じた。それは、江戸期には悲田院などの手中にあった乞食や流民をはじめ、幕末維新期の内乱、天災、疫病の続発などによって溢れでた浮浪者を府の行政下において自ら把握し、その人びとを路上から一掃する一連の政策と並行して行われた。

王政復古の大号令から約一年後の一八六八年一一月、京都府は、「乞食物もらいの流民」の溜場として流民集所を府下に分設した。その「事務規則」には、「洛中洛外乞食物もらい」を流民集所の管轄下におき、彼らに各流民集所の烙印をおした長さ五寸幅二寸の札を渡し、つねづね首にかけさせ、管轄下にない札のない者には、「乞食物もらい」を禁止すること、宿のない「乞食物もらい」は、流民集所に「止宿」することなどが記されている（一八六八年戊辰一一月、京都府史政治部勧業類）。札のある者のみ、つまり流民集所の管轄下にある者のみが、施しを受けることが公認された。一二月には流民集所の担当府官を任命し（一八六八年戊辰一二月九日、下令雑記、京都府史政治部勧業類）、翌年二月には、流民集所の治療掛を任命して健康管理をすすめた（一八六九年己巳二月二五日、下令雑記、京都府史政治部雑治）。

一八六九年三月に、京都府は「乞食物もらいの流民」の選別を強化し、「流民札」と「非人札」を造り、それぞれに相応する札を携帯させた（一八六九年己巳三月、京都府史政治部勧業類）。府民に札をもっていない者への施しを再度禁止した。翌一八七〇年一月に、「流民札」の者は流民集所管轄下におくこと、「非人札」の者は悲田院へ引き渡すこと（一八七〇年庚午正月五日、京都府布令書）、そして九月には、無札で徘徊する「乞食物もらいの流民」の生所を調べ本籍地に引き渡すか府境外に追い払うという方針をとった（一八七〇年庚午九月、京都府布令書）。また一八七二年の布達には、失籍人（原籍不明）を窮民授産所に収容し、「復籍」を目的に訓練を行う旨が記されている（一八七二年壬申八月、京都府史政治部勧業類）。

### 流民集所および窮民授産所における救貧対策

「流民札」をもつ者には、京都府民として包摂すべく、保護の対象として施療・施薬・施米などを実施し、同時に社会統制の対象として管理し塵芥処理などの労役を課し、また訓練によって自立させることを企図した。この政策の背後には、「乞食物もらいの流民」を、「人ト生レテ聊此世ノ用ニ立志ナクテハ叶フマシ否様アシク難渋セシメ諸人ノ食餌ヲ引当ニシテ命ヲツナク事アサマシキ有様ナリ」（一八六八年戊辰一一月、下令雑記、京都府史政治部勧業類）として、道徳的堕落者とみなす京都府の考えがあった。

流民集所設置に際し、京都府は、「ソノ規則ヲ定メ。衆医及ヒ市民ヲ選ミ。ソノ掛リトナシ。以テ四方来聚ノ流民ヲ救護シ。他日生産ノ資業ヲ授習セシム」（一八六八年戊辰一一月、京都府史政治部勧業類）と府の方針を示している。そして、流民集所に収容した人びとに、保護にたいする「恩ニ報ユヘシ」と、路上の塵芥処理をはじめ火事盗賊その他の非常の用心などの仕事を老幼弱などの状態に応じて命じ、精勤手当を設けた（一八六八年戊辰一一月、下令雑記、京都府史政治部勧業類）。

「四方無告ノ窮氓ヲ招聚シ。産業ヲ授ケ。生路ヲ得セシムル」（一八七〇年閏一〇月一三日、京都府史政治部勧業類）ことを目的に開かれた窮民授産所は、保護よりも自立促進施設としての色彩が濃い。訓練内容には、起床時間、食事、言葉遣いなどの生活習慣も含められた。「無頼、怠惰、不良」ゆえの「徒刑場内ノ苦役人」（一八七〇年庚午一一月一七日、京都府史政治部勧業類・刑法類）、失籍人も収容対象に加えていき、二〇歳以下には、読み書き算盤を教授した（一八七一年辛未正月、京都府史政治部勧業類）。技術を身につけると、復籍して、積立金（収入は生活費を除いて京都府勧業場に預金）をもって窮民授産所を出所した。開設から一八七四年一二月までに二一七人が収容され、七二人が退所し、六七人が脱走し、二九人が病死した。復籍人への積立金の渡高は、「七百三拾七圓拾六銭八毛」（一八七四年一二月、勧業課調書、京都府史政治部勧業類）であった。

窮民授産所収容数は流民人口からみれば少数である。また、流民集所も授産所も、「無宿者」に仕事を課した江戸期の寄場制度のかたちを受け継いでいる。しかし、この京都の政策には新しい側面がみられた。それは、働かないこと、貧しいこと、物乞いをすることを個人の問題ではなく、政策上の対処すべき問題としたことである。ゆえに、京都府がその人びとを直接関与の対象とし、更生の必要とその方法を広く示した。また、衛生行政制度の担い手として仕事を与えるだけではなく、収容して生活全般を対象とした訓練を行い、自立させることによって一般府民として包摂していくという新しい方針もみられた。

授産人に課せられた仕事のなかには、塵芥処理のほかにも、避病院でのコレラ患者の看護などがあった。コレラの伝染力を恐れて住民のなかから看護人となる人がいなかったためと説明されている。またコレラ流行当時、化芥所「受業人」は、交番所に待機して汚れた塵芥の採収や排泄物の運搬を担当するよう命じられた（一八七七年一二月、内務省ニ具申、京都府史政治部衛生類第三、医務附録　十年虎列刺病流行一件）。道徳的堕落者とみなされた人びとは、更生の過程において、瘴気を発するとみなされたものを扱う業務を担っている。

### 化芥所における救貧対策

化芥所も救貧施設であった。塵芥の処理および再資源化の業務を指導し従事させるという方針について、布令書には、「今般済貧之規則設立右輩ヲシテ生活之術ヲ得セシメ往々職業相弁へ門戸ヲ治ル基本之為」と説明されている。回収した有用物や再生品などの利益についても貧民救済にあてると記されている。同布令書には、仕事につかず、「敗衣」を身につけ、路上で物を拾って生活している貧民について、「御主意ニ悖リ候ノミナラズ人身之醜態ヲ極候」存在であり、「遺憾之至ニ不堪候」と社会的にも道徳的にも問題があると記されている（一八七五年三月、布令書）。また、「敗衣」を身につけた貧民は不潔な存在であり、不潔は疾病にむすびつく状態でもあった。

化芥所の「受業人」には、第１節で述べたような労働条件の他に、発病者には療病院での受診をすすめた。また、食後休憩時間には「文化ヲ裨ケ利用厚生天地化育ノ道理」つまり、教養を身につけ健康的な生活を送るための知識について指導を受けること、さらに仕事中は禁酒禁煙（指定場所での喫煙は可能）をまもることが規則として示されている。明治期に創られた祭事「天長節」には一日、「受業人其区ノ神祭」には午後半日の有給休暇が与えられた。化芥所の規則に反した者は、「此規則ニ背クモノハ相当ノ咎方申付ヘキ事」と処分の対象となった（一八七五年三月、布令書）。

このように、化芥所では、江戸時代さらに窮民授産所ですらみられなかった労働規則のもとで、規律ある生活や教養を職場において体得できるように図られている。加えて、新しく創設した祝日を重視し習慣化していこうとする府の意向も垣間みることができる。というのは、一方で、従来行われていた村祭りや仏祭は、迷信として禁止令が出されていたのである。

## 3　近代社会形成と塵芥処理政策の機能

### 塵芥処理政策の構成過程

塵芥処理政策においても、第1節で述べたような疾病予防、教育・啓蒙、勧業という衛生行政政策の目標と業務内容がみられた。同時に、府民の生活そのものを対象とした塵芥処理政策には、新しい社会と生活を創りだすという作用もあった。このような社会と生活の形成は、次のような三つの段階を経てすすんでいった。

（1）　府民の啓発

塵芥処理政策に関する行政文書のなかには、塵芥・屎尿や流民・貧民にたいする京都府の見解が示されている。疾病予防という点から、塵芥・屎尿を問題とし、塵芥・屎尿から発生する瘴気が住民の発病につながる危険性があると示した。また、豊かな社会の形成という点から、流民・貧民を更生すべき存在とした。ゆえに、巡礼を含め多様なかたちで存在していた物乞いをする流民や貧民を、道徳的堕落者として説明した。そして、市街地から塵芥と屎尿、流民・貧民を一掃すべきという考えを公文書のなかに記した。

このような行政上提起された問題は、府民にとって、生き方・暮らし方において注意すべきこととなった。

（2）　提起した問題の解決

次に、京都府は、塵芥・屎尿と流民・貧民がもたらす問題の解決方法を講じ、それを示した。塵芥の採取と屎尿の取り扱い方法が指示された。また、塵芥や不用品を居住空間から取り除いて再利用および再資源化するシステムがつくられた。さらに消毒薬や防臭薬を製造し、その使用をすすめた。コレラの流行時には、コレラを予防する「清潔の方法」として、防臭薬や消毒薬の衣服、住居、路上、河川への散布が徹底された。まさに衛生施設は、清潔な居住空間を創りだす装置であった。

流民や貧民は塵芥処理の業務を担った。窮民授産所や化芥所は、生活援助を得て労働に従事するだけではなく、教養や規範を身につけ、路上を浮浪したり物乞いをして暮らす状態から脱して、勤勉で自立できる府民となるための施設であった。このように、流民や貧民を保護して塵芥処理につかせるという方法をもって、路上や屋内から疾病に結びつくとされたモノ（者と物）の一掃を図ったのである。また、この塵芥処理の施策は、救貧という社会的弱者への慈恵の側面と、先に述べたような違式詿違条例にみられたように、府の方針に反した者への処罰など強制的な側面の二つが相まったものであった。

その一方で、京都府は衛生施設を稼働させるとともに、並行して、住民の末端にまで届く指示系統を形成していった。衛生政策の施行にあたり、府は江戸期から受け継がれてきた町組の機能に注目し、これを活用した。町組については、一八六九年に、市中の名望家の協力を得て、江戸期の町を単位に組織を再編している。それを小学校の校区ともした。小学校は、各地域における衛生行政の施設としても機能した。

一八七二年には、府民の衛生状態を把握する医業取締を町組単位で選出し、町組の区長、戸長を府の指示系統の末端においた。町組の役員は、衛生調査にたずさわり、貧民の施療申請に関わり、ときには舎密局の消毒薬の販売を請け負った。化芥所の採収業務も、区・戸長の協力によって町組単位で行われた。京都府による塵芥処理政策は、町組を基本単位とする府民にいきわたる指示系統をとおして実施された。

### (3)　新しい観念の形成

生活そのものが塵芥処理政策の対象に入ることによって、京都府下の人びとは日常的に健康管理システムと関わっていくことになる。塵芥からの瘴気や屎尿からの臭気についての恐れをくりかえし示した布達や布告、京都市中全域の各家屋を定期的に裏路地まで巡回する塵芥一掃の輸送車、採取料を徴収してまわる町組役員、そして流通する消毒薬や防臭薬、各地区に設置された圊厠などにみられた塵芥・屎尿処理政策の実施過程で、塵芥・屎尿は疾病につながるという新しい衛生観念とその処理方法が日常生活において広がっていった。そして、塵芥処理と関連して流民・貧民観が示され、その人びとを更生させるための施策が講じられ実施される過程において、規則という公的な定規にてらしあわせた府民の共通認識として、流民・貧民は社会的に否定的な存在意味をもちはじめたであろうと考える。

### 塵芥処理政策の社会的機能

述べてきたように、本章では、明治初期の京都府による塵芥処理という衛生行政政策を事例としてとりあげ、その構成過程と個々の施策から、近代社会の形成期におけるその社会的機能に注目した。一八六九年、塵芥処理を衛生学的見地から行政の課題としてとりあげた京都府は、その政策実施基盤を地域におき、その施策を住民全体と住民の生活空間全体を対象に実施した。

塵芥処理政策には、衛生行政制度を支えた他の政策と同様、疾病予防を目的とした施設というハード面と、規則、教育・啓蒙あるいは勧業というソフト面がみられた。それらは、近代社会を形成する装置として稼働し、府民に衛生観念をもたらし、清潔な空間と清潔な生活を可能にする方法を示し、それに必要な商品をつくりだした。

その一方で、塵芥処理施設は、衛生観念と豊かな社会の形成という見地から否定的な存在とみなした貧困者や浮浪者を監督・保護下におき、更生させ一般府民に包摂していく社会統制装置としての機能を果たしていた。塵芥処理施設が、たとえば病気と診断された人を治療し社会復帰させるという、今日の病院がもつ一機能を備えていたことは興味深い。

塵芥処理にみられたように、政策方針は社会のあり方を示唆する。それが実践される過程は近代社会形成の過程でもある。明治初期、近代的な社会を形成していくための多くの装置が塵芥処理政策において創りだされた。塵芥処理政策をとおして、新しい社会のシステムが構成され、並行して、新しい考え方が広められ、新しい社会を支える人間が育成されたのである。

本章では塵芥処理政策にみられた社会的機能に注目したが、このような機能は、性質やかたちをかえて、衛生行政政策の柱となったその他の政策の方針や推進手段にも組みこまれていた。個々の政策を分析し、それらを歯車にもつ衛生行政政策を包括的に捉え、そして、社会システムのひとつとしてその機能を検討することを今後の研究課題としたい。

＊　一八七二年一二月二日以前は太陰暦を用いた。
＊＊　原則として、当用漢字と現代かなづかいを用いた。

参考文献

今西一『近代日本の差別と性文化――文明開化と民衆世界』雄山閣、一九九八年
小林丈広『明治維新と京都――公家社会の解体』臨川選書、一九九八年

成沢光『現代日本の社会秩序——歴史的起源を求めて』岩波書店、一九九七年
原田敬一『日本近代都市史研究』思文閣出版、一九九七年
山崎達雄『洛中塵捨場今昔』臨川選書、一九九九年
（校正時に入手したため、本文へ直接の引用・参照等はできなかったが、重要文献なので併記しておく）

# 第Ⅲ部 患者・新生児・女性・農村

# 第6章　現代日本における患者団体の機能

的場智子

## 1　医療システムにおける患者団体

### 本章の視座と目的

「明るい療養生活を送れるよう会員相互の親睦を図る」「治療法の確立と社会保障の拡充をめざす」など、わが国にはこのような目標をかかげた、「患者会」「患者家族の会」といわれる団体が多く存在している。これは、特定の病気や障害をもった人々やその家族の組織である。

今日のように組織化された患者団体が最初に活動しはじめたのは、一九四八年に設立された結核患者を中心にした日本患者同盟で、これに続いて一九五一年に全国ハンセン氏病患者協議会が結成された。この時期の患者団体の特徴は、戦争によって荒廃した療養生活条件を改善するため、医療機関や自治体、中央政府への働きかけを積極的に行ったことである。その後、疾患別の患者団体が横への連絡を取りはじめ、全国的・地域的な組織を作り、統一した活動を推進することにより国や地方自治体の医療・福祉施策に影響力を及ぼすようになった。一九八六年に結成された日本患者・家族団体協議会（ＪＰＣ）は、病気や障害の原因究明と治療法の早期確立を求め、単に苦痛を除去し、延命を図るだけではなく、より高度な精神的・人間的豊かさへの希望をもたらすような医学・医療の発展を望んでいる。

患者団体の活動は、これまで医師の技術的優位と高度な専門性のためにどちらかといえば専門家主導であった医師－患者関係に、新たな変化をもたらす可能性がある。なぜなら、患者団体内で行われる知識の授受、行政に対する社会保障整備の要請などにより、患者による医療専門職領域への関与、干渉、統制が可能になるからである（進藤雄三『医療の社会学』世界思想社、一九九〇年、三二頁）。また彼らの活動が社会運動に発展すると、行政を動かす原動力ともなる。患者団体・専門職集団・行政、これら三者の関係のあり方が今後の医療システムに及ぼす影響はきわめて大きいと思われる。このように、わが国の患者団体を考察する際、医療専門職と行政との関係が重要な側面となるといえよう。

これまでわが国における主な患者団体研究は、①団体が独自でまとめた運動史や、個別課題に取り組んだ活動記録的なもの、②患者団体実態調査的なもの、③主にアメリカを中心とした Self Help Group（以下ＳＨＧとする）研究を紹介、検討したもの、④日本における患者団体の運動を歴史的に整理したものであった。

①は患者団体がもつ日本的特性を著した貴重な資料であり、また②も患者たちの現状を知るうえで欠くことができないものである。③は主として看護、福祉、社会学の立場から行われている。ＳＨＧの理

論やそれをめぐって提出されている論点はすでに豊富にあり、多角的に研究が行われている。ＳＨＧの分類も多くの者によって試みられている。ＳＨＧの対象は患者団体と比べてもきわめて広範であるが、そのなかの医療や健康に関連するＳＨＧは、患者団体と重ねて考えられることも多い。看護側からは、これまでの伝統的な医学モデルにかわって、治療しケアする主体は病者本人、あるいはそれらの人々からなるグループであるとし、セルフケア行動を獲得する手段、場としてＳＨＧを位置づける。また社会福祉の側からは、当事者集団による生活問題の切り開き方として研究されている（平野かよ子『セルフ・ヘルプ・グループによる回復』川島書店、一九九五年、七頁）。これに対して社会学サイドからは、日本の患者団体と同様な性質をもつものとしてアメリカを中心としたＳＨＧが紹介されているが、患者団体を研究するうえで、日本米の社会文化史的背景や国民の権利意識の違いを考慮に入れる必要があるという指摘がなされている（山手茂「日米の〝セルフ・ヘルプ・グループ〟とその社会的背景に関する比較」東京大学医学部保健社会学教室『〝セルフ・ケア〟〝セルフ・ヘルプ〟の日米比較』昭和62年度科学研究費補助金研究成果報告書［研究代表者園田恭一］一九八八年、一八—二三頁）。

④のなかには、日本における患者団体の運動を時期区分し、その特徴を記したものがある（山手茂「難病患者の組織と行動」保健・医療社会学研究会編『保健・医療の組織と行動——1979』垣内出版、一九七九年、二七二—二九二頁／鈴木勉「患者団体の行動と機能」『ソーシャルワーク研究』第六巻四号、一九八一年、二二六—二三三頁）。山手茂、鈴木勉はともに、敗戦直後から一九五〇年代半ばまでを「患者運動の形成期」、一九五〇年代半ばから七〇年代前半までを「疾患別患者運動の発展期」、そして一九七〇年代前半から八〇年までを「患者運動の拡大・統一期」ととらえている。この二つの研究はともに、八〇年までの動向

をとらえたもので、それ以後このような研究は行われていない。また「医療」と社会の関係をマクロな視点からとらえ、そのうえで現代日本社会における患者団体の位置づけを示したものはみられない。そもそも医療が十分にその目的をはたし、あらゆる疾患でその治療上の必要を満たしていれば、患者団体は生まれていなかっただろう。医療において不十分な点を補強する意味で患者団体は生まれたといえる。

そこで本章では、現代日本における医療システム内に患者団体を位置づけ、わが国における患者団体がいかなる機能をもって存在しているのかを記述することをめざす。その際、筆者は社会システム論的視点から現代社会における医療と患者団体をとらえようと思う。社会システム論のねらいは、諸事象の相互に関連しあう動態を把握することにある。社会システム論を理論枠組みとして用いることで、分析対象としての現象を「相互に関連しあいながら存在する単位の複合的全体」としてとらえることが可能となる。

パーソンズが提唱したシステムの機能分化モデルにおいては、行為システムのサブシステムである社会システムは、その社会の成員としてふさわしい行為様式や価値体系を具えた人間として個人の人格を形成していく社会化と、一定の価値・規範が社会成員の諸活動を形相化する制度化が、社会にとって重要なメカニズムであるとした。システムが存続、維持、発展するには、システムの諸単位を通じて、必ず満たされなければならない機能的要件がある。システムの機能的要件は①外的―内的、②手段的―表出的、の二つの軸を用いて区別することができ、二軸を交差させることで四つの要件が導き出される。筆者はこのシステムの機能分化モデルを患者団体の分析に適用したい。患者団体が医療上のどのような残務に応えようとしているかをみるうえでもパーソンズの社会システム論は非常に有効な理論枠組みでて団体の性格が変化する場合も、その変化を記述することが可能となる。
あると考えたからである。また、このような視点をとることで、患者団体の類型化だけでなく、時を経
　なお、本章で取り扱う患者団体とは、共通の病気や障害をもった者によって構成され、治療・療養上のニーズを満たすために集まった組織とする（公害や薬害などの被害者団体や、「○○病患者家族の会」のように患者の家族を構成員とした類似の組織もあるが、ここでは直接対象とはしない）。

## 全体社会における医療システム

　中野秀一郎は、「医療」と「社会」とのもっとも重要な関係を、医療の側が専門的なアウトプットとして「医療サービス」を提供し、クライアントとしての社会（個人、集団、またはコミュニティ）がこれを受け取り、それに対して報酬や社会的尊敬などを医療側に与えるという、一種の交換過程として定義する。そして医療サービスの供給側のなかにも、「生産」に関する医療の「内的関係」として医学教育と医学研究があることを指摘する。前者は医療における「リクルートメントと社会化」である。これは、医療専門家となる者の家族や出身地、社会階層などの社会的背景、医療専門家としての訓練の内実や諸制度、諸機関、そうした教育の基礎となる「イデオロギー」にまでかかわる。また医学教育と呼応し、後者の医学研究も並行して行われ、それは教育の場だけでなく臨床の場へフィードバックされる（中野秀一郎「医療と社会――医療社会学序説(1)」『関西学院大学社会学部紀要』第六七号、一九九三年、一七九―一八〇頁）。

　また中野は、パーソンズの社会システム論の視点から、医療をとりまく外環境を大別して次の四点に

分けている。それは「経済的活動領域」「政治的活動領域」「文化的活動領域」、そして「コミュニティ活動領域」である（以下ではこれら四領域をそれぞれ「経済」「政治」「文化」「コミュニティ」と呼ぶ）。「経済」では人間が「自然」に働きかけて「諸資源」を生産する活動を基礎に成立し、「政治」では通常「正当化された権力」が社会全体の意志決定、共同目標の達成、秩序の維持や外敵に対する防衛などを遂行している。「文化」の活動は、広く人間の観念形態を創造したり操作したりする。そして「コミュニティ」では「生活者」「消費者」としての日常的な営為が行われている（前掲論文、一八〇―一八二頁）。コミュニティについては、パーソンズはこれに「社会コミュニティ（societal community）」という用語を用いている（新睦人「社会分析図式の形成と展開」田野崎昭夫編『パーソンズの社会理論』誠信書房、一九七五年、九二―一〇二頁）。

以上のような機能主義社会理論のアイディアを用いて、患者団体がはたす機能を仮説的に指摘すると、医療システムの四つの領域にそれぞれ対応した次の四つの機能となる。つまり、「経済」に志向する機能として治療活動機能、「政治」に志向する機能として対行政機能、「文化」に志向する機能として医学研究機能、そして「コミュニティ」に志向する機能としての共同性機能である。

次節では、患者団体のこの四つの機能を端的に示す活動を紹介する。そして最後にまとめとして、患者団体の今後について述べる。

## 2　患者団体の四機能

### 治療活動機能——病気と共存し、セルフケア知識獲得を目的に

現在わが国における死亡者数、患者数、医療費のいずれをとっても、がん、脳卒中、心臓病等の慢性疾患はもっとも大きな割合を占めており、厚生省は、これらの疾病は、高齢化の進行に伴い今後ますます増加していくものと予測している（厚生省編『厚生白書　平成9年版』ぎょうせい、一九九七年、五〇頁）。そして、肺がんには喫煙が、大腸がんには食生活（動物性脂肪の過剰摂取）が、脳卒中の発症には食塩の過剰摂取などの食事の偏り、ストレス過剰など生活習慣が関係し、同様に糖尿病の発症にはカロリーの過剰摂取と運動不足による肥満が関係していることなどが明らかになり、このように個々の疾病発症に生活習慣が大きく関係していることから、一九九六年には新たに「生活習慣病（life-style related diseases）」という概念の導入が提案された（公衆衛生審議会意見具申、一九九六年一二月一八日）。「生活習慣病」とは「食習慣、運動習慣、休養、喫煙、飲酒等の生活習慣が、その発症・進行に関与する疾患群」と定義される（前掲『厚生白書』六〇頁）。

医学は慢性疾患という、今日の近代医学では完全な治癒を望めず、長期にわたる自己管理が必要な疾患の存在を認めてしまった。慢性疾患は基本的に医師の指示に従った永続的な自己管理が要求される。佐藤純一によれば、わが国でいわれる「自己管理」は、その管理内容のアセスメントをすべて医療専門職に依存した実質的「医学的指示のもとでの自己管理」に過ぎないものが多いのである（佐藤純一「人

間ドック」佐藤純一・黒田浩一郎編『医療神話の社会学』世界思想社、一九九八年、一二六頁）。

慢性疾患の患者たちの多くは月に数回通院するだけであり、入院加療していた頃に比べ医療機関との接触は限られている。このような状況を反映して、脳卒中、糖尿病、慢性肝炎などの慢性疾患をもつ患者たち、また、胃、肺、腎臓、肛門などの臓器を疾病のために切除した患者たちは、積極的に治療に参加することで、療養効果を高めようと努めた。それがセルフケア知識獲得や再発の予防、リハビリテーションを目的とするタイプの患者団体である。これらの団体は医療機関との結びつきが強いものが多いのが特徴である。患者団体のこの治療活動機能は、医療機関からのいわばリモートコントロール下にあるともいえよう。

## 対行政機能――家族や地域から離れた療養所内から、生きる権利そのものを求めて活動しはじめた

結核患者は戦時中は戦力にならないばかりか、逆に戦力の浪費者として社会的にも白眼視され、食糧問題をはじめとした療養条件の問題という、治療以前の問題に苦しめられていた。当時病院給食は配給食糧でまかなわれていたが、配給米や患者向けの衣服や薬品が施設管理者によって横流しされるという不祥事さえおきていた。

戦争の終了によって、このような状態に対する鬱積した不満が我慢の限界に達する。生きる権利を守り療養条件の確保をめざして、患者たちは自主的な患者組織を結成した。このような行動の背景には、戦後の民主主義運動の影響をみることができる。この時期の患者団体の特徴は、長期療養者たちが自分たちの療養所・病院を単位に患者自治会を作り、この連合組織として全国的な患者団体を築いていった

ところである。当時の日本患者同盟の要求は、生活権の擁護、食糧物資の獲得、療養所内の民主化であった。そしてその運動の成果の代表的なものとして、ストレプトマイシンなどの抗結核薬の保険適用促進、生活保護法・健康保険法・結核予防法などの改善、医療保障予算の拡大などがあげられる（日本患者同盟四〇年史編集委員会編『日本患者同盟四〇年の軌跡』法律文化社、一九九一年、六七頁）。戦争によって荒廃した療養生活条件を改善するため、医療機関や自治体に働きかける活動が積極的に行われたのもこの時期である。

七〇年代には、新たな動きとして、患者団体の全国連合組織として全国難病団体連絡協議会（一九七二年）、全国患者団体連絡協議会（一九七五年）が作られ、疾患別の患者団体が横への連絡を取りはじめ、全国的・地域的な組織を作り、統一した活動を推進することにより国や地方自治体の医療・福祉施策に影響力を及ぼすようになった。一九七八年にはこの二つの全国組織と地域難病連絡協議会の共催によってはじめての全国的規模での統一集会である「豊かな医療と福祉をめざす全国患者・家族集会」が開かれている。

またＪＰＣは、一九九九年七月から四カ月かけ、「がんばれ難病患者　日本一周激励マラソン」を実施した。これは、難病医療費の患者負担廃止、総合的な難病対策の早期確立、難病患者・障害者・高齢者が安心して暮らせる社会をめざそう、などのスローガンのもと、デザイナー澤本和雄が北海道稚内から沖縄まで、全都道府県庁を訪問し、難病対策の拡充を訴えた。ＪＰＣはこのマラソンを通じて、行政への要請以外に、日本各地にいる難病患者の心をつなぎ、そして難病問題、患者・家族団体の存在を各地の一般市民に知らせていくこともめざしていた。

**医学研究機能――医学の進歩によって自らの病気の治療法発見を求める**

この志向の強いものとして、難病患者の団体がある。

わが国の現在の難病対策は一九七二年にまとめられた「難病対策要綱」をもとにすすめられている。それによると、難病とは①原因不明、治療法未確立であり、かつ後遺症を残すおそれが少なくない疾病、②経過が慢性にわたり、単に経済的な問題のみならず介護等に著しく人手を要するために家庭の負担が重く、また精神的にも負担の大きい疾病、とされる。わが国では、症例数が少なく、原因不明で治療方法も未確立であり、かつ生活面での長期にわたる支障がある疾患の調査研究をすすめている。その疾患のうち、診断基準が一応確立し、かつ難治度、重症度が高く患者数が比較的少ないために公費負担の形をとらないと原因の究明、治療法の開発に困難をきたすおそれのある疾患に対し、特定疾患治療研究事業として医療保険の自己負担分を全額公費負担している。一九九九年現在、四三の疾患がこの事業の対象となっている（厚生省保健医療局エイズ疾病対策課監修『難病対策ガイドブック　一九九九年度』現代社会保険、四―一二頁）。

特定疾患治療研究事業にも指定されている重症筋無力症を例にみてみよう。筋無力症（Myasthenia Gravis）は、神経筋接合部に異常がおき、筋肉運動が不自由になる。症状としては手足を自由に動かすことができず、物が二重に見えたり、呼吸、発話が困難になるという疾患である（同書、二九頁）。一九七一年一〇月、重症筋無力症に苦しむ患者と家族によって、①原因の究明と治療法の確立、②治療費の公費負担、③研究機関の設置と専門医の養成、をかかげて全国重症筋無力症友の会が結成された。その後、一九七二年頃から世界中で研究が進み、治療法も次第に確立され、一部の重症患者を除いて、今では投薬、胸腺摘出、血漿交換などによりコントロール可能な病気となっている（全国重症筋無力症友の会『重症筋無力症のてびき』一九九六年）。一九七七年には、日本ではじめてといわれた「難病講座」が全国重症筋無力症友の会によって開かれた（浅野十糸子「セルフヘルプの洗礼」大阪セルフヘルプ支援センター編『セルフヘルプグループ』朝日新聞厚生文化事業団、一九九八年、二六―二九頁）。

なお、難病患者が団体を構成することは、医学研究を行う側にとってもメリットとなることがある。それは、団体が構成されることで医学的情報の伝達が容易に行え、また同時に、患者の身体情報の収集も容易になる点である。

**共同性機能――同じ境遇にある者同士だからわかちあえる親和・解放感を求める**

この機能は、どの患者団体においても少なからず存在し、また団体成員にとって重要な機能の一つとなっている。本章の冒頭にあげた、「明るい療養生活を送れるよう会員相互の親睦を図る」というスローガンをかかげる患者団体が多いのもそれを示しているといえる。

「同じ病名を持つ人たちとのはじめての出会いとはじめての告白（？）は、私にとって、目の前にあった大きな壁がつき崩されたようなほっとする思いと、大きな感動を得ることのできる体験でした。生まれて初めての同病者たちとの出会いは、私に心からの安堵と勇気を与えてくれました」「今まで誰にもいえなかった悩みを語り、『私もそうだった』と受けとめられた時、ああ、これでやっと人間らしく生きられる、助かった！　という溜め息の出る実感がありました」（同書、二七頁）。これは前述の重症筋無力症の患者が、患者団体ではじめて同病の患者に出会ったときの感想を述べたものである。このような表出的機能ともいえる効果を患者団体に求めて加入する者は多いだろう。

また、パニックディスオーダーのように、いつ発作が起こるかわからず、自由に外出できない病気に苦しむ者もいる。そのような患者にとっては、患者団体が発行する会報を購読し、患者団体の仲間と電話で話すことで、それだけでも「ひとりぼっち」ではないと実感できる（小川一世「同じような人と出会いたい——見えない仲間に背中をおされて」大阪セルフヘルプ支援センター編『セルフヘルプグループ』朝日新聞厚生文化事業団、一九九八年、六—一〇頁）。これがまさしく患者団体による共同性といえよう。

## 患者団体をみる目

ここまで、日本の患者団体のはたしている機能について、それぞれ典型的な活動を紹介してきた。そこでは、一つの団体が一つの機能のみをずっとはたしているかのように記述したところもあったが、実際にはそうではない。一つの患者団体のはたす機能が変わっていくことも、あるいは同時に複数の機能をはたしていることもあるだろう。これは経験的に開かれた問題であり、個々の患者団体の調査を通じてのみ明らかにすることができる。その際に、本章で仮説的に提示した患者団体の四つの機能という分析枠組みは、団体の性格の時間的変化や団体の特徴づけ、タイプ分けに利用することができる。このような問題関心からの患者団体の実証的な研究が必要であろう。それぞれの機能はただ各々の機能が特に強く現れているところに着目し、紹介しただけである。

今後も患者団体が社会から消滅することはないだろう。なぜならばそれは、前にも述べたように、ある種の疾患の患者にとっては、現代の医療に不足する点があるからである。稀少難病の患者が、共同性を求めるべく、同病者が現れて団体結成できることを待ち望んでいるように、団体数は今後も増加していくだろう。しかし、その一方で、遺伝性の疾患の場合、疾患をスティグマと感じ、罹患していることを表面化させることを避け、団体化が進まないこともある。

上で述べた四つの機能は、必ず患者団体でなければ充足することができないのだろうか。新たな治療法が見つかり、また後遺症や再発予防に関する知識を患者が容易に入手できるようになれば、医学研究機能や治療活動機能は患者団体でなくても満たすことができる。対行政機能に関しては、一般市民とともに社会運動の一つとして取り組むことも可能である。また患者たちがなんの遠慮を感じることなく自分の疾病について自由に話せ、同じ悩みをもつ者が集まらなくても過ごしやすい社会ならば、共同性機能を求めて患者団体を形成する必要もない。しかし現在の日本社会においては、医学の側だけでなく社会の側においても、まだこれらが実現されるまで患者たちの実状が患者以外の者に理解されているとはいえず、やはり患者が自ら団体化することでしか満たせない機能といえるだろう。

患者たちが自主的に結成した患者団体ではあっても、結局のところ、「患者」であるかぎり所詮は医療専門職や行政からの自律は不可能であり、逆に医療専門職、行政による患者のコントロールや支配は、団体を通じることでより容易になる可能性もある。患者の完全なる自律を得るには、「患者」であることをやめ、医療システムから退去する以外に方法はない。患者の団体化は、病者を医療システム内に引きとめることで、医療システムを維持・統合する働きをしているともいえる。

しかし同時に、患者団体は、医療システムから逃れられない者たちが、少しでも自主性を示すことができる場の一つでもある。彼らにとって患者団体は、日常の生活で感じる生きにくさを多少なりとも感じずにすむ、共同性機能をもった、一コミュニティといえないだろうか。

**参考文献**

新睦人・中野秀一郎『社会システムの考え方』有斐閣選書、一九八一年
K・ヒル、岩田泰夫・岡知史訳著『患者・家族会のつくり方と進め方』川島書店、一九八八年
日本患者・家族団体協議会『JPCの仲間』一九七四年～
佐藤純一・黒田浩一郎編『医療神話の社会学』世界思想社、一九九八年
進藤雄三・黒田浩一郎編『医療社会学を学ぶ人のために』世界思想社、一九九九年
T・パーソンズ／N・J・スメルサー、富永健一訳『経済と社会Ⅰ・Ⅱ』岩波書店、一九五八―五九年

# 第7章　ＮＩＣＵ（新生児集中治療室）の社会学

梅澤陽子

## 1　「母になること」と医療のかかわり

### 母になる過程

人生にはいくつか節目となる出来事がある。「節目」と呼ばれるような出来事にぶつかった場合、人はそれまでの生活パターンを大きく変えざるをえない。

一般に、節目と呼ばれるような出来事の多くは、人間の生理学的な発達過程をともなっていることが多い。年齢に応じていろいろな出来事を経験することで、人は新しい地位を獲得し、新たな役割を引き受けていくことになる。この場合、役割とは、学校や職場、家庭などその個人が属する集団においてふさわしいとされる行動様式のことであり、それを通して個人は社会とつながっている。

就学や就職、あるいは結婚など、人生において節目となる出来事はさまざま考えられるが、親になる過程もまた、人生における心身の劇的な変化の一つであろう。子どもができることによって、人は、否応なしに親であることを求められる。とくに女性は、胎内に命を宿した時点から生物学的には母と呼ばれる存在になる。しかしながら、社会的な意味においては人間はそうスムーズに親になれるわけではない。現代社会に生きる母親のすべてが「母」という役割に適応しているわけではないことは、児童虐待や母子心中のニュースがたびたび報道されることでも明らかである。女性にとって「母になる」ことは、生理学的・本能的な変化ではなく、社会的な営みである。つまり、「妊娠」や「出産」と「母になる」ことの間にはある種の不連続性が存在していると考えられる。

本章では妊娠・出産という生物学的変化と、社会的な意味における母親役割の取得の間にある不連続性に着目し、そうした不連続性があらわになる極限的な状況を事例として、母になる過程を看護の対象とする医療現場にスポットをあてる。出産後の女性が子どもと初めて出会うのは現代日本においてはほとんどの場合、医療施設である。出産によって生じる役割変化にとまどう女性にとって、医療施設という場にいる医師や看護婦は無知な自分を導き指導してくれる専門家であり、その影響力は大きいと考えられる。そこで、出産後の女性が母になる過程に医療がどのように関与するのかを探り、母と子という個人的な関係性の中に現代医療システムが果たしている機能を考察したい。

### 「母になる場」としての医療施設

現在、わが国における出産は、そのほとんどが医療施設で行われている。しかし日本において医療施設での出産が一般化したのはそう昔のことではない。

厚生省児童家庭局が毎年発行している『母子衛生の主なる統計』によると、一九五〇（昭和二五）年には自宅での出産が九割以上を占めていた。しかし、第二次大戦後の住宅事情や妊産婦の栄養状態は極端に悪く自宅出産は危険なものだったため、ＧＨＱが医療施設での出産管理体制の強化を勧告した。

その後、高度経済成長期に入って国民皆保険制度などが実施され、医療施設運営のための社会的・財政的基盤が整ったこともあり、全国的に病院数が急増した。全国に病院が増えるにしたがって施設での出産の数も着実に増し、一九六〇年には全体の半数を超えた。以後、家庭出産と施設出産の割合は逆転し、一九七五（昭和五〇）年には施設出産は全体の九五％に達した。社会が豊かになり、医療が身近なものになるにつれて「子どもは病院で産むもの」との意識が人々の間に浸透した結果、母になる場は自宅から医療施設に移行していったと言える。

## お産の医療化と新生児医療の発達

出産の施設化は、もう一つ大きな変化をもたらした。妊産婦や新生児の医療化である。現在では妊娠した女性はほとんど例外なく産科医の診察を受け、医師の管理の下に妊娠期間を過ごし、出産にいたる。しかし、こうした状況は施設出産が一般化してからのことであり、それ以前は妊娠や出産の際に医師の診察を受けることは珍しかった。

かつての日本では妊娠・出産は病気ではなく、また、「七歳までは神のうち」といった言葉に示されているように、新生児も厳密には人間と見なされていなかった。ある程度の年齢まで無事に成長してはじめて子どもは村落共同体の一員として認められるのであり、その年齢に達しなかった子どもは、生まれなかったものと考えられた。また、貧しい農村などでは堕胎や間引きなども日常的に行われていたという（成松佐恵子『近世東北農村の人びと』ミネルヴァ書房、一九八五年）。つまり、出産が施設化する以前の日本では生まれたばかりの子どもの命を医療によって助けるという発想をもっていなかったと考えられる。

しかし、妊産婦が医療の対象になるのと同様にして、そこで生まれる新生児もまた医療施設で管理されるべき存在へと変わっていった。戦後のわが国の医療の進歩はめざましく、数々の医療機器や治療方法が開発・改良されたが、それらの中には新生児の呼吸管理や酸素療法を可能にし、生まれたばかりの子の救命に画期的に役立つものが含まれていた。一九七〇年代になると日本の乳児死亡率は欧米と肩を並べるようになった。仮死や未熟な状態での出生を防ぐため、ハイリスク妊婦の管理の必要性も強く認識されるようになり、産科と新生児科の連携が求められた。一九八〇年代には新生児集中治療室（Neonatal Intensive Care Unit：ＮＩＣＵ）を備えた周産期医療施設が全国各地に設立されるようになり、現在では、出産の際に何か突発的な事態が起こってもすぐに最寄りのＮＩＣＵで治療を受けられる新生児地域医療システムが各地で効果をあげている。

新生児医療の一つの目安として一九九五年度の乳児死亡率（生後一年以内に死亡した乳児の数を出生数一〇〇〇に対する率で示したもの）に注目するならば、アメリカ七・五、フランス四・六、スウェーデン三・七、オーストラリア五・七に対し、日本は四・三となっており、日本の新生児医療は世界でもトップクラスの水準となっている（厚生省児童家庭局、前掲書、一九九七年発行、四二六―四四三頁）。

## 2 「母子看護」の実際

現代女性にとって医療施設が社会的役割およびアイデンティティの変化としての「母になる」過程の始まりの場であることはすでに述べた。そこで、出産直後の女性の「母への変化」をめぐって医療現場でどのような相互作用が行われているのかを知るために、そのような過程がスムーズにいかないことが多いNICUへの入院例に注目した。

通常、「母になること」は本能による生理的現象としてとらえられ、「子どもを産んだら母親となるのは当たり前」という見方がまだまだ支配的である。しかしながら、生まれてきた子どもに何らかの身体的な異常があり、NICUに入院するという事態になった場合、新生児とその母は医療・看護の対象となる。NICUという特殊な医療の場では、当たり前のこととして見過ごされてしまいがちな母になる過程が医療・看護の対象として注視されることになる。

近代医療の目的が不健康な状態にある人々を健康にし、社会に適応させることにあるとするなら、そこには何がしかの「健康な母子関係」のモデルがあることが予想される。生まれたばかりの子と産んだばかりの母を医療の対象とする現場ではいったいどのような関係性を健康な母子関係だと認識しているのか、それを探ることを目的に、大阪市近郊にある総合病院のNICUに勤務する看護婦四人と、出産直後に子のNICU入院を体験した母親三人を対象として聞き取り調査を行うこととした（表7-1・表7-2）。

表7-1　調査対象　看護婦

| 調査対象 | 経　　緯 | NICU勤務経験 | 他科での看護の経験 |
|---|---|---|---|
| Aさん(30歳) | もともとは救急看護を志望。T病院は成人対象の救急病棟をもたないため，NICUに配属。 | 3年11カ月 | あり |
| Bさん(29歳) | T病院と並んで北大阪地域の搬送先であるY病院のNICUに勤務。現在は小児科で外来を担当。 | 5年 | あり |
| Cさん(25歳) | 看護学校時代の実習をきっかけにNICU勤務を希望。看護婦として初めての職場がNICUである。 | 4年9カ月 | なし |
| Dさん(23歳) | 学生時代の友人の子どもがNICUで亡くなったことがきっかけで，新生児医療に関心をもつようになった。 | 1年9カ月 | なし |

表7-2　調査対象　母親

| 調査対象 | 経　　緯 | NICU入院期間 |
|---|---|---|
| Sさん(26歳) | 第1子が早産で他院からT病院に搬送。 | 21日間 |
| Mさん(34歳) | 第2子が早産で母子ともどもT病院に入院。 | 28日間 |
| Oさん(30歳) | 満期産の第2子が疾病でT病院に搬送。 | 50日間 |

なお、調査対象となった母親は、いずれも子どもに後遺症などがみられず、母子関係がうまく成立したと病院側が見なしているケースであり、入院一年後のフォローアップ検診の機会を利用してインタビューを行ったものである。また看護婦については、NICU勤務経験が二年未満から五年以上といった、いわゆる新人からベテランまでの四人にインタビューを行った。他の職場での看護経験については四人のうち二人は他科での経験があり、残りの二人は看護学校を出てすぐ自らの希望によってNICU配属となっている。

**NICUでの看護の特性**

出産前後の母と子を対象とした看護は、医療の中では「母子看護」と呼ばれている。では、NICUの看護婦たちは「母子看護」をどういったものとしてとらえているのだろうか。しかし、NICUで考えられている「母子看護」を知るには、まず、NICUがどのような特性をもつ場なのかを理解しなくてはならないだろう。

言うまでもなくNICUの患者は赤ちゃんである。そして、入院児の中には極小未熟児（一〇〇〇グラム以上一五〇〇グラム未満）や超未熟児（一〇〇〇グラム未満）も多い。こうした子どもたちは苦痛や異常を自ら訴えることができない上に、いろいろな臓器が未発達であるためにささいなことが原因で容態が急変してしまうことがある。したがって、次の発言にみられるように看護婦にとっては絶え間ない観察と細かな心配りが要求される職場である。

Bさん「看護の内容ですか？　それは、NICUにいる子どもたちの治療のお手伝いと、うーん、まあ、保育全面になりますかねえ。お薬一個、処置一つでも、とても小さい子が相手なので細心の注意が必要になるというか、その辺はすごい神経使いますね」

また、NICUの看護婦にとっては、入院児だけでなくその母もまた看護の対象となる。というのも、今日の支配的な看護理論においては、生後の数日間というのは母と子にとって愛着関係を形成するための最も重要な時期であり、出産後に物理的に子と離されてしまうNICU入院児の母親は「母子関係の確立」にリスクを負う存在としてとらえられているためである。これは、ヒトにも鳥類の刷り込み現象のような愛着が形成されるための感受期（sensitive period）が存在するという理論に基づいた考え方である（M・H・クラウス／J・H・ケネル、竹内徹・柏木哲夫・横尾京子訳『親と子のきずな』医学書院、一九八五年）。

生まれたばかりの子どもは、親もしくは親に準ずる養育者の世話なしには生きていくことができない。万が一、NICUの看護婦が入院児の目の前の症状だけに気をとられて、その後の母と子の関係を考えていないと、せっかく治療した子が、退院して間もなく虐待などでまた病院に逆戻りという事態にもなりかねないという。NICUへの入院が子どもの虐待などに結びつく可能性は、看護婦の次のような発言に示されている。

Bさん「すぐにNICUに連れてこられると、自分が産んだという実感がなくて、で、やっぱり帝王切開だったら一〇日以上会えないですよね。会えなくって、長期の三カ月とか四カ月とか入院をしている場合に、家に帰ったときにお母さんが虐待とかそういうのをしてしまったりとか、結構そういうのがあるみたいなんで……」

NICUで行われる医療は、救命だけでなく子の健やかな成長を目的としている。そのため、母と子の関係も看護の対象となり、次の看護婦の発言に示されるように、家庭保育を担う母親への働きかけも大きなウエイトを占めることになる。

Aさん「急性期のケアっていうのは、もう入院直後の何日間か何時間しかないんですよ。だから、あとはもう、母子関係っていうか、家族のフォローとか後遺症に対するフォローとかが（看護の――筆者挿入――）半分以上を占めているんじゃないかなと思います」

### 看護婦が考える「母子関係」

では、NICUにおいて「母子関係」とはどのようなものとして考えられているのだろうか。この点を看護婦に尋ねると、次の発言にみられるように「母子関係」という言葉そのものに肯定的な価値が含まれていることがわかった。看護婦にとって、母親とは愛情をもってわが子を養育する存在であり、一緒に暮らすことで確立するはずの母子関係がNICUへの入院によって阻害されるので、看護婦による援助が必要だと認識されている。

Bさん「母子関係というのは、否定的なときには使わないです。どう言ったらいいのかな、反抗期であるとかいうのはまた別の話になると思うんですけど……だいたい、自分の子どもだって実感があるとか、そういう……うん。自分の子どもだと思えて、愛着がもてて、養育とかっていうのに自分がかかわっていくとか……っていうのになるんでしょうね」

この「母子関係」は、母親の面会時の様子によって成立したか否かが判断される。判断材料となるのは、次の発言に示されているように面会の回数と子どもに対して示す態度である。

Aさん「母子関係が成立したかどうかの判断はやっぱり面会に来たときのお母さんの様子ですね。（子に—筆者挿入—）あまりさわりたがらないとか、面会回数が少ないとか、電話しないと面会に来てくれないとか。母乳もあまり持ってこないとか、あと面談というか、先生のお話を聞くのが、毎週火曜日と金曜日にあるんですけれども、それになかなか来ないとか、うん。まあ遠いっていうのもあるんでしょうけど、遠くても毎日来ているお母さんは結構いるし」

このように、頻繁な面会がみられ、子どもに触れる、声をかける、看護婦に積極的に質問をするといった行為がみられると、看護婦はその母子間に「母子関係」が「成立」したと見なすようである。逆に言えば、母親がそういった行為を示さない限り、ＮＩＣＵでは母子関係が成立していないと判断されてしまう。ＮＩＣＵにおいては「産んだ」という生物学的事実だけでは、母子関係が成立したとは見なされない。では、「母子関係」が成立するために看護婦は実際にどんなことを看護として行っているのだろうか。

この問いに対しては、①赤ちゃんの生命力についてポジティブな面を強調する、②視覚的・肉体的接触をうながす、③治療に対する母親の貢献を強調する、といったところが代表的な回答だった。具体的には、次の発言に示されるように、看護婦は母親に肯定的な言葉かけを行うほか、子の写真を撮影して渡したり、母親に保育器ごしのタッチングをうながしたり、搾乳や授乳を通して育児への参加をうながしたりする。

Dさん「（母子関係形成のための援助として行うのは―筆者挿入―）なるべく早く赤ちゃんにさわらせてあげるとか、保育器の中にいるときもなるべく早く赤ちゃんに触れさせてあげるとかね。言葉かけを赤ちゃんに対してしてもらうとか……それと、可能であれば酸素吸入のチューブとかついていても早期に抱っこしてもらうとかはしてもらってます」

Bさん「そうですねえ、たとえばベビーのいいところを言ってあげたり。お母さんにとって良い印象を与えるようなことを言って……あとは、比較的、精神的に落ち着いてこられたお母さんには『この子のお母さんはあなたしかいないんですよ』って言ってますね」

母親にとっては産んだばかりの子どもが、自分の知らない場所で治療を受けていることへの不安は大きい。そのため、インタビューした三人の母親はいずれも面会に行くことに大きな意味をおいていた。面会に行く、子どもの状態を尋ねる、顔を見る、触れる、といった行為は、NICUにおいて母子関係が形成されているかを推し量るシンボリックな行為であり、その意味で次の発言に示されるように子ども自身よりも母親に大きく影響を与えている。

Sさん「本当はもう少し安静にしてたほうがいいって周りからは言われたけど、もう会わないとほんまに自分がおかしくなりそうだったから、（産院を―筆者挿入―）退院した日かな、その日に『やっと会えるんや』って強引に会いに行って。顔見てもわからないんだろうなとか思いながら、でも、『あそこやで』って言われた瞬間に、ダーッて、前が見えないくらいに泣けてきて……」

Oさん「（出生直後にNICUへの入院を経験しても──筆者挿入──）こっちから子どもに対する感情っていうのはあまり変わりないんじゃないかと思うんだけれども、もしかしたら人格形成とかそういうことで何か欠けた子になったらどうしようとか思ったり……。だから、『離れているけれども、とにかく』って、行かないと自分と子どもの糸が断ち切れてしまうような気がしてました。（病院まで──筆者挿入──）遠いし、産後すぐだったんで、車を運転するのも身体に悪いから、周りの人に『毎日は行かんほうがいい』とか、言われたんですけれども、なんか、とにかくもう行かないと気が済まなかったし……。ちょっと顔を見てさわるだけでもしたいって、なんかそんなふうに思ってました」

頻繁に面会に行ったり、母乳を搾って届けたりすることで、母親は母としての意識を内面化させていく。これらの行為は、NICU看護婦が「母親らしい」と考えている行為である。中でもとくに母乳は「母親らしさ」を象徴する。

産後すぐに分泌される初乳と呼ばれる母乳は抗体を多く含み、新生児にとっては医学的にも重要なものであるが、医療者によって特別な意味づけがなされるがゆえに母親にとっては象徴的な意味をもつ。ある母親は、出産後、落ち込んでいるときに、産科の看護婦に「お母さんのおっぱい飲んだら赤ちゃんも元気になるから。安静にして体力を回復させて、たくさんおっぱい出るように頑張んなさい」と励まされたと述べている。

健康に生まれた赤ちゃんの場合は、「母親らしい」と見なされる行為は授乳やオムツ交換といった身体的世話であり、共に暮らす家族がそれを行う女性を「母親らしい」と認める。「母親らしい」行為をすることで周囲の人々は出産した女性を母親と認め、それによって女性には母としての自覚が生じる。それに対して、ＮＩＣＵでは子の身体的世話を行うのは看護婦であり、産んだ女性が母親らしいかどうか判断するのも看護婦である。入院児の母親にできる「母親らしい」ことは搾乳や面会のみであるが、それらこそがＮＩＣＵ内では看護婦が「母親らしい」と意味づけしている行為なのである。

しかし、ＮＩＣＵ入院児の中には出生時に外表奇形や後遺症があり、母親が子として受け入れることを拒否しかねないようなケースや、母親自身が身体的・経済的な問題を抱えていて、子へ積極的な関心を見せる余裕がないというケースもある。母親が「母親らしい」とされる行為を行わないことには周囲の人々もその女性を母親として認めようがなく、認められなければ母親としての自覚はなかなか生じにくい。

そうした場合、医療側の母親に対する働きかけには、前述の①～③に加えて、次の看護婦の発言にみられるように、母親らしい行為をするように仕向ける看護が押し付けにならないようにといった気遣いも必要とされる。

Ｂさん「あの、いわゆる養育というか……退院してから育てないといけないわけだから、それに慣れさせるようにするんですけど、『どうも、もうひとつかなあ』と思う場合は、あまり押すと、お母さんとかお父さん自身がこう……なんて言うんでしょうねえ、かえって引いちゃう場合があるので、その場合はスタッフの皆と相談して、あまりすすめないように『ちょっと様子を見ながらにしてください』とか、そんな感じで……。無理矢理こっちからは言わないで、お母さんの様子を見て……。『押し付けるのはやめましょう』とかね。授乳とかも、お母さんの体調とか、気分的なのもあるやろうから、『(看護は―筆者挿入―) お母さんの様子をうかがってから、すすめてください』っていうのを一応決めるんですよ」

母親のほうに子とかかわる意欲が積極的にみられないときには、間接的な接触として子の毎日の様子を記した面会ノートなどを作ることもあるという。しかし、子の受け入れがうまくいかないケースについて、看護として何ができるのかといった点については、以下の発言に示されるように迷いを抱えている看護婦も多かった。

Cさん「すごく迷いますよね。その赤ちゃんの立場に立って考えたら、どうしていくのが一番幸せなのかなって。赤ちゃんですから、先に何が起こるかわからないっていうのもありますし、すごく重い障害が残るって言われている赤ちゃんでも、大きくなったときのことはわからないでしょう。予後については未知のものがあるので、なんかいたずらに『障害が残るから』っていうふうに（看護婦が―筆者挿入―）心の中で決め付けてしまったら、なんかそういう看護になってしまうようなところがあるから……。頭にすごい出血とかあって、目も見えないかもしれない。手も動かないかもしれない。でも、『きっと動くようになる』って思いながら接するのと、『もう全然動かないんだ、この子』って思いながらするのでは、やっぱり赤ちゃんにもお母さんにも伝わるものが違うんじゃないかなって、私は思うんで……」

## 3　母親の側からみたNICU看護

### NICU入院をめぐる心理的反応

では、母親の側からみてNICUへの入院はどのように意味づけされているのだろうか。ほとんどの母親にとってNICUとは、それまでは見たことも聞いたこともなかった未知の場所である。また、次に示すように母親の一人は物理的に子どもと離されてしまったことで母親になった実感が湧きにくかったと述べている。

Sさん「早産で勝手に下りてきてしまったにしても、私がもっとちゃんと気付いてればって、すごく思いました。やっぱり産院ではみんな幸せそうに赤ちゃんを抱いてるでしょ。それで、『私、本当にお母さんになったんやろか』って思ってしまって……。子どもの顔も、みんなは見ただけでわかるって言うけど、私は一〇人くらい並べられて『さあ、どれがあなたの子どもでしょう?』って言われたら全然わかる自信がなくて。こんなんで、ほんまにお母さんって言えるんやろかって感じで……」

さらに、思いがけない事態であるがゆえに、周囲の人々から祝福されるはずの出産がＮＩＣＵに入院したことで一転して非難されるという事態も母親は経験している。

Ｏさん「あの子が……まあ、生まれたときは元気だったけれども、あとでＴ病院に送られて、すごい不安で。ＮＩＣＵって言ったら特別な感じじゃないですか。難しい病気の子もたくさんいるんで、あの……主人の母親に、それだけじゃなかったのかもしれないけど、せっかく生まれてもね、生まれてっていうか、生き続けても、障害が残ったりするんだったら……それよりかはね、あんまり何もわからない赤ちゃんのうちにね、簡単な言葉で言えば死んでしまったほうがね、いいかもしれないっていうようなことを言われたんですよ。……自分たちも赤ちゃんのときには（運が悪ければ―筆者挿入―）そうなってたかもしれないんだし、そんなふうに言われたくなかったなあと思ったら泣けてきて……」

インタビューの対象となったのは比較的短期の入院で済み、後遺症の心配などもない軽症のケースである。しかし、それでも周囲の人々からは「ＮＩＣＵ入院＝普通でないこと」としてみられたという。そのためＮＩＣＵ入院という事態に対して、「自分が悪かったのだ」という後悔や自責の念をもってしまう母親が多い。しかし、入院当初は強く感じていた普通に産めなかったという罪悪感が看護婦との相互作用を重ねるうちに薄らぎ、「治療効果を信じよう」「悲観的になるのはやめよう」と努めるようになっていったことが以下のような発言からわかる。

Sさん「でも、やっぱりね、『NICUに入るとどっかおかしくなる』とかいうことを言う人がいるんですよね。友達のところがそれで耳が聞こえへんようになったとか。退院してからも言われました。『この子、耳聞こえる?』とか。そのせいもあって、生まれてすぐってやっぱり大事だろうなあと思うから、アヒルとかの刷り込みじゃないけど、子どもの将来に取り返しのつかないことをしてしまったって気持ちがあって、最初はすごい不安だったけど、でも設備もすごいしっかりしてるし、看護婦さんも親身になっていろいろしてくれたから。早産で入院してっていうこと自体は良くないことだけども、そうなってしまったのは仕方ないから、良いほうに考えないとっていうのもあって。『お母さんに早く会いたくて、出てきてくれたんちがう?』って言ってくれた看護婦さんがいて、ああ、そういうふうに思えばいいんだって」

最初は戸惑うばかりだったNICUへの入院だが、面会を重ね、搾乳やタッチングを行ううちに、母親としての自覚をもてるようになってくる。それは、前述したようにNICUの中でも母親らしいことはできるのだという気持ちがもたらすものであり、看護婦らの母子看護が効果的に作用しているとも言える。しかし、その反面、ある行為に特定の意味を与え、それをもって「母親らしい」と認める母子看護は、何らかの理由でその行為が行われなかった場合には、さらに母親を追い詰めることにもつながる。ある母親は、わが子の入院中に何が一番つらかったかという問いに次のように答えている。

Sさん「産科でもT病院の方からも『初乳はすごい大事だから』って言われてたんですよ。たとえ一〇ccでも二〇ccでも出たら、それを持ってくるようにって。それを飲ませていかないと、赤ちゃん元気にならないからって。だからもう頑張ってやらなくちゃと思ったんですけど、出ないんですよね。お腹がすいて、配られたおはぎを一口食べたら、その瞬間にふと我に返って、『私はいったい何をしてるんやろ、おっぱい出ないのに』とか思って、涙がボロボロボロって。それで旦那に泣きながら電話して、『おっぱい出えへんねん』って言いながら涙がとまらなくて……」

## 4　家族に介入する医療

### 妊娠・出産をめぐる社会的規範

以上、ＮＩＣＵ入院について、母親、看護婦という二つの立場から検討した。看護婦の側からは、望ましい母子関係のありかたやその評価の基準を、また母親の側からは、ＮＩＣＵ入院をどう受けとめたか、それが看護婦との相互作用の中でどう変化したかを明らかにした。

言うまでもなく、妊娠・出産の主体は母親となる女性である。はるか昔から女性は子どもを産み、周りの人々との相互作用の中で母親となってきた。しかし、妊娠や出産が自然の営みではなく、歴史的社会的要素に大きく影響されるものであることはフェミニズムをはじめとする諸研究によって明らかにされており（大日向雅美『母性の研究』川島書店、一九八八年／小沢牧子「乳幼児政策と母子関係心理学――つくられる母性意識の点検を軸に」『臨床心理学研究』第二六巻三号、一九八九年）、母と子の関係も時代や環境といった社会的な影響なしには成立しえない。現代の母親たちも社会から「こうあるべき」とされる母親像を規範として受け取っているのである。

避妊の知識が一般化し、堕胎や不妊治療が普通に行われている今日においては、女性にとって子どもは「授かる」ものではなく、「作る」ものである。いつ結婚するのか、結婚したら仕事は辞めるのか、仕事を続けるとしたら、いつ、どのように子どもを産むのかなど、現代女性にとって、妊娠・出産は自ら選択して決定していく主体的な営みのようにみえる。「妊娠してもよい」と判断して子どもを作り、健康で可愛い子どもの写真が載っているマタニティ雑誌をめくって妊娠期間を過ごす女性たちは、おそらく自分なりに「母親になる」ことのイメージを抱いて出産に臨むと思われる。しかしながら、妊娠や出産は身体の生理的変化をともなうものであり、さらに医療化によって医師の管理下におかれるため、実際には主体的な営みではありえない。とくに出産時の突発的な事故などで、子どもがＮＩＣＵに入院するといった事態に直面すると、予期していない出来事であるだけに混乱は大きい。メディアを通じて正常な妊娠・出産のイメージが定着しているがゆえに母親は思い通りの出産ができなかったことで自責の念を抱いてしまうことも少なくない。

## 意味づけの再構成装置としての医療

集中治療室への入院という事態は、経済的負担の増大や、母子分離など、これまで考えられてきた母子看護理論や家族ストレス理論では母子関係を阻害するとされる要素を多くもつ。だからこそ、こうした面での看護婦の援助が必要だと考えられているのだが、今回の事例では退院後にＮＩＣＵ入院を振り返っての感想を聞くと、母親三人ともが「家族としての絆が深まった」「よけいに子どもが愛しくなった」「良い経験になった」等の肯定的な発言をしている。

これは、前述したように通常の母親行為は行えなくても、ＮＩＣＵの中で「母親らしい」と見なされるシンボリックな行為（搾乳や面会、タッチング等）を行うことで、母親としてのアイデンティティを獲得することができたためと考えることができる。言うなれば、ＮＩＣＵは生命の危機にある子どもを治療するだけでなく、「正常出産」という枠からはみ出てしまった母と子を看護によって掬い上げ、「充分に母親らしいですよ」「ちゃんと母親がやれていますよ」といった肯定的な承認を与えることで、母親としての自覚をうながし、「正常な母子関係」へと再配置する機能をも果たしているのではないだろうか。

現代の子育ては、核家族化の進行、地域共同体の崩壊などで、かつてとは大きく様相が違ってきていると言われている（原ひろ子編『母親の就業と家庭生活の変動――新しい父母像創造のための総合的調査研究』弘文堂、一九八七年）。そうした中で、「母親らしい」と人々が考える行為も多様化し、出産後の母親を取り巻く人間関係も変化している。そのため何が母親らしい行為なのかわからず、また自分を母親と認めてくれる周囲の人々との相互作用に恵まれない場合は充分にありえる。看護理論では母子関係の形成にリスクがあると考えられるＮＩＣＵ入院児の母親は、適切な社会的援助を受けられるという意味ではひとりきりで生まれたばかりの子どもに向き合わねばならない孤独な母親より幸運だとも言える。

しかしながら、今回の調査は、ＮＩＣＵ入院児の中でも奇形や後遺症の心配のない軽症児の事例に限ったものである。重症のケースになればなるほど、治療の主導権は医療側がとることになり、産む側の主体性は無視されることになる。

「異常な出産」によって社会的な母親規範からはみだしてしまっても、再び「自分はちゃんと母親がやれている」と思えるのは、医療側が提示する「母親らしさ」を受け入れ、治療に協力することによる。けれども、重症のケースになればなるほど、医療が追求するものと、母親ないし家族が望むものの間のずれは顕在化する。どれだけ医療が進歩しようと、治療をしても救命できなかったり、後遺症が残ってしまったりという子どもは確実に存在する。

仮に、医療側が治療継続を望み、患者側では治療停止を望んだ場合には、母親は医療が提示する「母親らしさ」を拒否することになる。そうした場合、ＮＩＣＵの看護理論にしたがえば、その母親は「母親らしくない」「母子関係が形成されていない」と判断されてしまう。しかし、医療を拒否したからといってその母親が子どもに対して愛情を感じていないと断じることはできない。軽症なケースに対しては「正常な母子関係」の枠組みに戻す再配置装置として働く母子看護が、枠組み自体からはずれるような重症なケースに関しては、「正常な出産」からはずれた上に、「医療で求められる母親らしい行為も行わない」として、二重に逸脱者の烙印を押してしまう危険性をもつものであることは自覚しておかなければならないだろう。重症のケースの場合に、いったいどこまで治療を行えばいいのかという点については看護婦も次のように迷いを述べている。

Dさん「小さいときにこんなにしんどい思いをしてたくさんの治療をして、それでも何か障害が残ってしまって、そのまま退院していくとか、もうずっと生まれたときからリハビリが必要だとか、視力の回復は見込めないとか、そういう状態で帰っていく赤ちゃんとかも結構あったりするんですよ。そうしたら、やっぱりねえ、この子の人生それでいいのかなあって……。お父さん、お母さんの考え方もあるだろうけれども『なんかあたしたちのしている仕事は障害児を作り出すだけなんじゃないのかなあ』とか、『この赤ちゃんに対してそんなにたくさんの治療をする必要があるのかなあ』とか『もうここで楽にしてあげたほうが、この子にとっては幸せなんじゃないのかなあ』とか思うときもやっぱりありますね」

かつてならば死産とされていたような重篤な症状の新生児をめぐって医療者と家族の価値観が対立する場合に、ＮＩＣＵという場で実際にどのような相互作用が行われているのかを明らかにすることは今後の研究の課題と言えよう。

最後になりましたが、調査にご協力いただいたＹ病院、Ｔ病院のＮＩＣＵスタッフと患者の皆さんに感謝いたします。

**参考文献**

小沢牧子「乳幼児政策と母子関係心理学――つくられる母性意識の点検を軸に」『臨床心理学研究』第二六巻三号、一九八九年
落合恵美子「近世末における間引きと出産――人間の生産をめぐる体制変動」脇田晴子／Ｓ・Ｂ・ハンレー編『ジェンダーの日本史　上』東京大学出版会、一九九四年

## 第Ⅲ部　患者・新生児・女性・農村


大日向雅美『母性の研究』川島書店、一九八八年
鎌田久子他『日本人の子産み・子育て』勁草書房、一九九〇年
M・H・クラウス／J・H・ケネル、竹内徹他訳『親と子のきずな』医学書院、一九八五年
成松佐恵子『近世東北農村の人びと』ミネルヴァ書房、一九八五年
原ひろ子編『母親の就業と家庭生活の変動――新しい父母像創造のための総合的調査研究』弘文堂、一九八七年
船橋恵子『赤ちゃんを産むということ』日本放送出版協会、一九九四年
H. Brody, 舘野之男・榎本勝之訳『医の倫理――医師・看護婦・患者のためのケース・スタディ』東京大学出版会、一九八五年
G・H・ミード、稲葉三千男・滝沢正樹・中野収訳『精神・自我・社会』青木書店、一九七三年

# 第8章 「更年期」
## ——医療化された女性の中高年期——

山本祥子

### 1 「更年期」とは何か

#### 「更年期」への関心

本章は、「更年期」と呼ばれる女性の閉経前後の一〇年間ほどを対象としている。そのために、多くの人にとって自分とは縁遠いテーマと受け取られるかもしれない。しかし、「更年期」という概念は、性別役割分業体制における女性の立場を象徴的に表しており、それはすべての人に関わる社会の仕組みをみる一つの小さな窓ということもできる。

以下に、その「更年期」概念がわが国においてどのようにできあがり、普及していったのか、その象徴的意味はどのようなものか、またそれがどのような機能を果たしているのかといったことをみていくこととしたい。

なお、本章では「女性」という語を月経のある存在という意味で、限定して用いていることを予め断っておく（女性であるという性自認をもっていても、月経を経験しない人もいるので）。

まずはじめに、「更年期」とは何か、どのように定義されているのかといった本題に入る前に、筆者が「更年期とは何か」という問いにとりつかれるに至った経緯を述べたい。

今日、「更年期」という言葉は広く社会に行き渡り、われわれはマス・メディアを通して、あるいは日常会話の中で、その語に頻繁に出会う。人びとがその語に接することによって作り上げていく「更年期」のイメージは、およそ次のようなものであろう。閉経を挟む一〇年間ほど、すなわち「更年期」には、女性はさまざまな心身の不調を体験するが、そのような不調は「更年期障害」と総称され、ひどい場合には医師による治療を受けることになる。そして、「更年期」は女性の人生における一つの大きな難関である、と。

ところが、筆者はいくつかの個人的経験から、「更年期障害」という病いの存在に疑問を抱くようになった。それらの経験とは、まず明治二七（一八九四）年生まれの祖母から、自分たちの時代には「更年期障害」などと騒がなかったと聞いたこと、次に「更年期障害」といわれるような肩こり、冷えやのぼせ、動悸、倦怠感などの症状は、しばしば女性の他の年齢層、たとえば思春期、子育て期、あるいは初老期等にも現れることを見聞し、また自らも経験したこと、また「更年期」にあってもまったく、あるいはほとんどそれらしき症状が現れない女性もあることを見聞きしたことなどである。そして、これらの経験から、症状の有無や軽重は、どうやら女性たちの生き方や生活スタイル、あるいは置かれている生活環境と関係があるとの印象を得た。また、「更年期」の中核をなす閉経について、それを迎える前の若年世代が、「女として終わる」とか「もう永久に子どもが産めない身体になる」といったネガティブなイメージで語るのに反して、それを済ませた女性たちはしばしば、「生理があがって楽になった」とか「心身ともにサバサバした」などの表現で心境を語る。さらに、未経験者たちが語る閉経の否定的なイメージは、マス・メディアを通して流される医学的説明に沿った「更年期」シナリオそのままであることに気づいた。

「更年期障害」という病いは、時代を越えて普遍性をもつものではなく、また閉経前後の女性に固有のものでもない。それにもかかわらず閉経前後の女性たちに貼られる「更年期」あるいは「更年期障害」というラベルは、中高年女性全般を巻き込んで、人生途上に暗い影をつくり出す。また、若い女性の多くは自らが閉経期に達する以前に、さまざまな「更年期」についての情報に接し、「更年期障害」を将来わが身に起きることとして、つまり自己の未来についての確実な予言として自分の中に取り込む。そして無意識のうちに予期不安を膨らませていく。このような「更年期」とは、女性を操作するのに都合よく編み出された概念装置ではないだろうか、といった疑念が漠然とながらこころに萌し、それが契機となって「更年期」にこだわり始めた次第である。

今日「更年期」および「更年期障害」は、産婦人科医学によりおよそ以下のように一般の人びとに対して説明されている。

女性は四〇歳半ば頃にさしかかると、思春期以来活動し続けてきた卵巣の機能が衰え始め、エストロゲン（卵胞ホルモン）の分泌量が減少して、定期的に訪れていた月経に乱れが生じ、遂には閉経に至る。「更年期」とは、エストロゲン分泌量が減少し始めてから低位安定に至るまでの期間、すなわち閉経を挾む前後一〇年間ほどを指す（日本人では大体四五―五五歳くらいとされている）。その時期には、ホルモンの乱れに起因するさまざまな心身の不調が発現し、これを総称して「更年期障害」という。その発症の時期や症状の様相については、女性の体質や置かれている環境によって個人差がみられるが、代表的な症状は、のぼせと発汗、冷え、動悸、めまい、疲労、倦怠感、憂うつ感、頭痛、肩こり、腰痛、頻尿、性交痛などである。治療方法としては、ホルモン補充療法、向精神薬や漢方薬の投与、カウンセリングなどがある（『家庭画報』一九九六年一月号／『婦人画報』一九九六年四月号／『日本経済新聞』一九九六年八月一四日付朝刊／同一九九七年一二月一五日付夕刊／『婦人公論』一九九八年七月号の「更年期」関連記事。傍点は筆者）。

上記のような一般向けの説明は、臨床医の手引き書として用いられている『産婦人科ＭＯＯＫ No.30 更年期・老年期の婦人科学』（玉田太朗編集企画、金原出版、一九八五年）や『図説産婦人科ＶＩＥＷ11――中高年女性の健康管理』（麻生武志他編集、メジカルビュー社、一九九四年）中の記述とも基本的に合致するものである。ただし、これら専門家向けの記述では、上記の一般向け説明の中の傍点部分のような、ホルモン変動と精神的不調との因果関係を断定的に記しているものはない。この点については後に詳しくとりあげる。

前に記したように、「更年期」や「更年期障害」を閉経期の女性に貼られるラベルと考えるならば、研究の関心は「更年期」女性のみを対象とするのではなく、ラベルを貼る医師たちやラベリングに対する他の人びとの反応も視野に入れる必要がある（H・S・ベッカー、村上直之訳『アウトサイダーズ』新泉社、一九七八年）。さらに、J・I・キッセとM・B・スペクターが『社会問題の構築――ラベリング理論をこえて』（村上直之・鮎川潤・森俊太郎訳、マルジュ社、一九九二年）で提唱した枠組みに従って、「更年期」問題に人びとの注意を喚起するような主張を「クレイム申し立て活動」と捉えるならば、産婦人科学や医師たちの活動が分析対象として浮上する。

このような枠組みが示唆するところに従って、産婦人科学者や医師たちが行う活動を分析対象とし、わが国に「更年期」概念が導入されて以来の意味内容の変化の流れをたどっていくと、それは医学が一般の人びとに対して説明するものとはかなり異なっていることが明らかになる。また、筆者が抱いた「更年期」への疑問にも、おのずと一定の答が浮かび上がってくる。そこで、このような視点からみた「更年期」および「更年期障害」の分析を以下に報告したい。

産婦人科医療専門家による活動をたどるための資料としては、主として月刊専門誌『産婦人科の世界』（医学の世界社）に創刊から一九九五年までに掲載された「更年期」関連論文（一七八本）をとりあげる。同誌（以下『産婦世界』と略記）は一九四九年に創刊され、現発行数は七〇〇〇部である（出版社編集部談）。本誌を採用した理由は、まず、「更年期」医療が活発化する第二次大戦直後から今日まで継続発行されていること、また、大学医学部の産婦人科学研究者たちと治療現場の臨床医たちの双方からの論文が多数掲載されているので、医学研究と診療を受ける女性との結びつきをみていく上で適当であること、の二つである。

## わが国における「更年期」医療の歴史的経緯(1)——「更年期」概念の導入

「更年期」の語はいつ頃わが国に現れたのであろうか。いくつかの医学書や論文の中に、「更年期」という日本語は、梯子や階段を意味するギリシャ語 klimakter（あるいは climax）に由来する医学用語 climacteric（和訳された時点での原語は不明）からの訳語であり、change of life を意味するとの記述がある。そのあたりから、医学概念として登場したことが推測できるが、いつ頃、誰によってこの訳語がつくられたかは不明である。『日本国語大辞典』（小学館、一九九一年版）によると、一九〇五（明治三八）年に発表された小栗風葉の小説『青春』の中で、すでに「更年期」の語が中年期女性の情緒的不安定を表す文脈で用いられている。そのことから推して、更年期の語そのものは明治時代からある程度一般の人びとの間に普及していたと考えてよいであろう。

しかし、医学用語としての使用となると、筆者の知り得た限りで最も古い「更年期」に関する医学論文は、一九二七（昭和二）年の、「更年期の臨床」（山田一夫『臨牀醫學』第一五年九号）である。その後、一九三〇年代にいく本かの「更年期」関連論文が発表されるが（たとえば、『産科と婦人科』に数本掲載）、戦時色が濃くなる一九四〇年代に入ると、「更年期」に関する論文はまったくみられなくなる。生殖期間を終えた女性の状態を云々することなどは、時代の政治的、社会的風潮にそぐわなかったのであろう。

第二次大戦が終結し、戦後の混乱がおさまる頃から「更年期」関連の論文が数多く発表され始め、その後産婦人科医療による言説活動は活発化の一途をたどる（山本祥子「更年期の構築——医療が描く女性像」『女性学年報』第一八号、一九九七年、八三頁）。第二次大戦後の医学界では、国際的にそれまでのドイツ医学にかわってアメリカ医学が王座を占めるようになり、わが国もその影響を受けつつ、戦時中の一〇年間の空白を埋めようとしていた時期（森山豊「巻頭言：産婦人科最近の進歩」『産婦世界』第九巻一一号、一九五七年、一頁）であった。「更年期」医療もまさにその流れに沿って、米国での業績を導入しつつ研究が進むこととなる。

**わが国における「更年期」医療の歴史的経緯(2)――「更年期」および「更年期障害」の定義の変遷**

わが国における「更年期」医療の沿革をみると、「更年期」および「更年期障害」の定義づけをめぐって、およそ二つの時代に区分することができる。ここでは便宜上、導入期に当たる一九五五年頃から三〇年間ほどを第一期とし、米国から新たな定義が紹介されて「更年期」の捉え方に変化が生じた一九八五年以降を第二期として考察したい。

なお、「更年期」と「更年期障害」という用語について一言述べておく必要がある。「更年期」は閉経前後を表す時間概念であり、「更年期障害」と同義ではないことが医学論文の中で繰り返し強調されている。しかし、この二語は一般の人びとばかりでなく専門家によってもしばしば混同して用いられ、「更年期の発現」といった用法が散見される。このように、「更年期」が「更年期障害」と不可分に結びついていることには、ある種のトリックが潜んでいるのであるが、これについては、本節の最後の「戦略としての『更年期』」の項で詳しく述べる。

「更年期障害」は第二次大戦後間もない一九五〇年代に、今でいうところの「不定愁訴症候群」を主たる症状として登場し（山本、前掲論文、八〇―八一頁）、その原因については、卵巣の老化に起因するエストロゲン分泌量の低下が大脳皮質の視床下部に刺激を与え、自律神経の失調をもたらすという医学的

図8-1　三要因説による更年期障害の構造

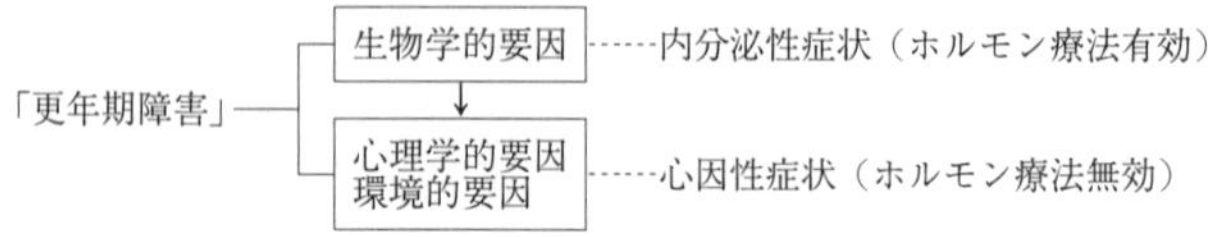


（注）↓印は影響を与え症状を悪化させることを意味する。

な説明がなされた。しかし、不定愁訴症候群のような精神症状に対しては、エストロゲン補充療法が効を奏しないことが報告され（九嶋勝司「更年期障害のホルモン療法批判」『産婦世界』第七巻四号、一九五五年、三〇三―三〇四頁／同「神経症様症候群」『産婦世界』第一〇巻八号、一九五八年、二五頁）、いわゆる心因性「更年期障害」の諸症状が、エストロゲン分泌量の低下（ひいては閉経）とは無関係であることが一九七〇年代には共通認識となった。そこで「更年期障害」には、エストロゲン分泌量低下に起因する冷えやのぼせなどの身体症状と、女性個々人のパーソナリティー（心理学的要因）や家庭、職場などの環境（環境的要因）が関与する精神症状とがあるとされ、「三要因説」が唱えられるようになる（図8-1参照）。これは、一九七六年にフランスで開催された第一回国際更年期会議において表明された見解によく馴染むものであった（森一郎「はじめに」『産婦世界　特集：更年期障害の成因と対策』第三二巻二号、一九八〇年、三頁）。

　しかし、この「更年期三要因説」の説明には論理的矛盾が見出される。一方で三つの要因が複雑に絡み合ってさまざまな症状が起きるとしながらも、他方では三要因は並列ではないとされる。心理学的および環境的要因から来るストレス（つまり非内分泌性の精神症状）も、ホルモン要因による自律神経失調によって耐えがたいものに感じられるという、要はホルモン要因一つに還元した説明がなされるのである。

「更年期障害」を、「こころの問題」としてではなく、あくまでも「からだの問題」として位置づけるためには、媒介項としてホルモンをもってくる必要がある。ホルモンや閉経と結びつけられてこそ、「更年期障害」は精神科ではなくて婦人科の対象となり得るのである。しかし、肝心のホルモン要因を除去すべくエストロゲン（卵胞ホルモン）を投与しても、心因性症状の方は一向に軽減されないという、矛盾した治療結果が残る。

「更年期」医療の重要性を主張する一方で、確かな根拠に基づく「更年期障害」の概念の確立をなし得ないことは、「更年期」医療にとって悩みの種であった様子で、たとえば「独立した一つの疾患として認めるとしても、その定義は定かではないと言うのが現実である」（唐沢陽介「更年期の発症予防」『産婦世界』第三三巻二号、一九八〇年、三一頁）といった表現が多くの論文にみられる。

このように「更年期」は危うい基盤の上に成り立つ曖昧な概念なのであるが、その曖昧性は、「更年期」の定義の変遷を年代を追ってみない限り、われわれには見えてこない。そして、曖昧さとは無関係に、この時期、すなわち第二次大戦後間もない頃から三〇年ほどの間に、「更年期」は実在する中高年期女性の危機として人びとの間に定着していったと思われる。

ところが、一九八〇年代に至って「更年期障害」概念の曖昧性を解消することに関心が向けられるようになった。一九八五年開催の世界産婦人科学会に出席した五十嵐正雄は、日本の「更年期」医療の立ち後れを指摘し、「更年期」概念の再検討が必要であることを力説する（五十嵐正雄「更年期障害の新しいとらえ方」『看護ＭＯＯＫ』第二一号、一九八六年、二〇五頁）。そして、欧米、オーストラリアなどで主流となっていた新しい「更年期」モデルをわが国に紹介した。そこでの「更年期障害」の定義は、「エストロゲンの分泌量減少によって起こる特定の症状」（五十嵐、前掲論文、二〇六―二〇七頁）に限定される。

図8-2 「更年期障害」に対する新しい考え方と分類

「閉経症候群」
- 「更年期障害」……エストロゲン量減少に起因する諸症状
  （月経不順，熱感，寝汗，性交痛，その他E剤投与で治癒する症状）
- 「閉経期精神症候群」……従来の不定愁訴症状など
  （うつ病，空巣症候群，思秋期症候群，不安，興奮，いらいら）
- 「老年期障害」……エストロゲンの慢性欠乏に起因する諸症状
  （骨粗鬆症，性交痛，尿道炎，高脂血症，動脈硬化症，肥満など）

（五十嵐正雄「更年期障害の新しいとらえ方」『看護MOOK』第21号，1986年，207頁，図1を筆者が簡略化）

このエストロゲン単独要因説、つまり「更年期障害」はエストロゲン分泌量の低下のみに起因するとする説は、図8-2が示す通り、従来の心因性症候群を「更年期障害」から除外することによって、従前の「更年期」医学を悩ませてきた論理的矛盾を解消する。しかし、心因性症候群を「更年期障害」から除外しながらも、「閉経期精神症候群」という別の呼称によって治療対象として残し、巧みに治療範囲の縮小を防いでいる。さらに「更年期」後に来る老年期のエストロゲン欠乏状態をも「老年期障害」として産婦人科医療につけ加え、治療対象範囲を拡大さえしているのである。

新モデルの規定するところによって、理論上は心因性諸症状への重点が相対的に後退し、「更年期障害」の主たる症状として熱感（hot flush）や性交痛などエストロゲンと直結した症状が強調されるようになった。治療はエストロゲン補充療法が主流となる。しかし、実際の治療法に大きな変化が生じたわけではない。「閉経症候群」の範疇内で心因性諸症状の治療も続行され、従来の向精神薬処方やカウンセリング、生活指導なども残されている。

エストロゲン補充療法は、図8-2にあげられた狭義の「更年期障害」の他に、高齢女性にとって脅威である骨粗鬆症にも効果があるとされるために、産婦人科の治療領域が大幅に拡大することになった。当然の帰結として、整形外科との間に高齢女性の骨をめぐる縄張り争いが予測されることになる。しかし、エストロゲン補充療法には、副作用として子宮癌などのリスクが高まることが知られており、その使用をめぐって専門家の間でも賛否両論が激しく戦わされているのが現状である。

ところで、新モデルは一応「更年期障害」についての理論的矛盾を解消したことになっているものの、関係者すべてがそれを認めたわけではない。たとえば「更年期の病態は、諸家によって繰り返し論じられているにもかかわらず、いまだに統一した見解がないのが現状である」（相良良子他「更年期外来における健康調査票の有用性」『産婦世界』第四一巻一二号、一九八九年、六三頁）とか「更年期は確かに存在するのであるが、定義しがたいものである」（柳沢忞「更年期の定義と範囲」『産婦世界』第四一巻一二号、一九八九年、三三頁）といった表現には、依然として解決されない「更年期」概念の曖昧さへの、専門家としてのいらだちやもどかしさが感じ取られる。

### 「更年期」への疑義の表明

以上の分析対象である『産婦世界』は、「更年期」医療の重要性を主張する産婦人科学の専門誌であるから、そこに「更年期」の概念や治療法に対する疑義や対抗クレイムが出され、論争が展開されるような場とはなりがたい。それでも、対抗クレイムの存在を示唆する論文が一本見出される。そこでは、精神科医の論文が引用され、以下のように記されている。「竹山の……更年期障害といわれるのが疾患単位を意味するのかどうか判らないし……それが症候群として一定の状態をあらわしているのかどうかも不明である、といった声にも一応耳を傾けるべきである」（古賀康八郎他「更年期の婦人科異常」『産婦世

界』第一八巻二号、一九六六年、一〇頁)。

その竹山の論文(竹山恒寿「精神科領域における更年期障害」『産婦人科の実際』第一三巻八号、一九六四年)の要旨は次のようなものである。「更年期障害」は主として主観的な苦痛感によって成り立っており、それは更年期に特有のものではない。「更年期」とか閉経期といわれる時期は女性にとって問題の多い時期であり、なぜこの時期に心身の問題が起こりやすいのかは、biophysicalな側面とbiosocialな側面の両方から考えていかなければならない。つまり、「更年期障害」をホルモン失調だけで理解しようとするのには無理がある。

竹山は、女性のこの時期の心身問題に関して精神科領域における解釈を示した後、「更年期に際して、不安気分をもって身体的な愁訴を示すものは単一の疾患ではない」とし、「更年期障害」を一つの疾病単位として成り立たせることに異議を申し立てている。

しかし、『産婦世界』に精神科医による「更年期障害」の存在に対する疑義、あるいは異議が紹介されているにもかかわらず、「更年期」医療がその声に対して実質的に耳を傾けたり、「更年期」概念の構築活動が何らかの影響を受けた形跡は見出されない。

### 戦略としての「更年期」

「更年期」医療が目的とするところは、中高年期の女性に発現する多様な症状の原因究明と治療法開発とされているが、論文ではなく、シンポジウムなどの記録には、少子化時代を迎えて斜陽化の懸念がある産婦人科医療の職業的サバイバル戦略としての側面も率直に表明されている(森一郎他「更年期」

『産婦世界』第三〇巻一〇号、一九七八年、四五頁)。医療関係者以外には見えにくい「更年期」医療のこのような側面を検討したい。

「更年期」は閉経前後を表す時間概念であり、「更年期障害」と同義ではないにもかかわらず、両者はしばしば混同して用いられることは先に述べた。「更年期」とは「更年期障害」と不可分に連結した概念であり、さらに、それは閉経とも直結している。この意味連鎖のために、女性たちは閉経がすべての女性に訪れるのと同じく、「更年期障害」も自分たちに必ず訪れる問題であるかのような錯覚にとらわれやすい。つまり、「更年期」概念そのものが、「更年期」医療に女性全般を巻き込むような戦略を秘めているということができる。しかも、「更年期障害」や「閉経症候群」とされるものの多くは主観的な症状であり、そのような症状に当人が気づくかどうかは、暗示や自己の身体への関心などの影響を受けやすい。

S・コウニーは『更年期産業』の中で、「更年期」構築活動を中高年女性対象の市場開拓と捉え、「更年期」が医療、検査機関、製薬産業にもたらす利益の膨大さを指摘している(S. Coney, *The Menopause Industry: How the Medical Establishment Exploits Women*, Hunter House, 1994)。前述のように、一九八六年に導入されたエストロゲン・モデルが治療範囲を拡大したことによって、医療産業にもたらされる利益がそれだけ大きくなったであろうことは、コウニーの指摘を待つまでもない。

エストロゲン補充療法の副作用(子宮癌のリスク増大など)については、一般の人びとにも公表されているが、臨床場面では、投与量と投与期間を周到にコントロールしていけばリスクは回避できるとの説明がなされ、多くの医師によって実施されている。また、万一癌が発生した場合でも、「estrogen(副作用―筆者挿入―）による体癌はどうやら予後が良いようである。……とはいえ定期的かつ十分な子宮体癌検診を行って、予防や早期発見に努めるべき」（蔵本博行「エストロジェンと子宮体癌」『産婦世界』第四二巻一二号、一九九〇年、一三頁）との見解が表明されている。このことは、女性がひとたびエストロゲン補充療法を受け始めたならば、薬剤の服用に加えて定期的な検診を受け、そして万一癌に罹った場合にはその治療対象ともなることを意味している。このような一連の治療および検査の過程が、医療ならびに関連産業に膨大な利益をもたらすことはいうまでもない。

## 2　「更年期」普及の要因

第1節でみたように、「更年期障害」の概念は、産婦人科学内部においてさえ議論を呼ぶほどの曖昧さや矛盾を擁していたにもかかわらず、「更年期」は幅広く、根深く社会に浸透してきた。閉経を体験する当の女性たちからほとんど何の疑問も異議も差し挟まれることなく今日に至っている、その理由は何だろうか。この節では「更年期」普及の要因を考察したい。

### 医学の特性

まず第一に、医学は専門家のみが構成する領域であり、またその諸方法は科学の方法に依拠しているために、しろうとにとってはいわば聖域をなしているということが、理由として考えられる。非専門家はそこでの議論をつぶさに見聞したりそれに加わることから、制度的に排除されている。一般に人びとは医療の専門性に頼り、そこから発信される情報をそのまま受け入れてしまうのが実状である。マス・メディアを通して流される「更年期」関連の医学情報も、女性たちが自らの体験に照らし、その真偽を検討してみようといった気持ちを起こさせることもなく、信じこまれてきたのであろう。

第1節で「更年期障害」の定義が変化してきたことをみたが、「更年期」および「更年期障害」のキーコンセプトがホルモン変動、すなわちエストロゲン分泌量低下である点では一貫していた。ホルモン分泌量や骨量の測定など、科学技術が提示する数値データは、ある種の背光効果をもたらし、「更年期」医療に対する信頼を一層高める。「『科学的である』ことは、検証ぬきに正しいものとされるのである」(佐藤純一「医学」黒田浩一郎編『現代医療の社会学』世界思想社、一九九五年、一一頁)。R・J・トロイヤーとG・E・マークルも、クレイムが大衆の支持を得るための資源として、科学的言説がきわめて有力であることを指摘している(R・J・トロイヤー/G・E・マークル、中河伸俊・鮎川潤訳『タバコの社会学――紫煙をめぐる攻防戦』世界思想社、一九九二年、一〇三頁)。

### 女性側の要因(1)

以上は、しかし、医療全般についていえることであって、特に「更年期」医療に限ったことではない。「更年期」医療に限って、女性たちがこれを受け入れやすくする要因としては、閉経の不可視性をあげることができる。

閉経という現象は見えにくい。まだ月経のある女性にとって、閉経は将来確実にわが身に起こる現象ではあっても、当然その時が来るまでその実態や影響は未知のものである。閉経に関連して「更年期にはこれこれのことが起こる」とする医学情報は、容易に予言として受け入れられるであろう。医学の威信が大きければ大きいだけ、予言は受け入れられやすく、また、その予言（予期不安）の自己成就の可能性も大きくなる。そして、実現された予言はデータに反映され、予言の信憑性を高める、という循環が起きる（徳岡秀雄『社会病理の分析視角』東京大学出版会、一九八七年、一一一―一二三頁）。このようにして、女性たちの中に、産婦人科医学が描き出すままの心身状態を演じる者が多く出てくることになる。

閉経は若年期に見えないばかりでなく、進行時であっても当人にとって初経のように明確な形では認識されない。閉経が近づくと月経が徐々に不規則になり、やがて遂には閉経に至るのであるが、医学の定義では、一年間月経をみなかった時点で遡及的に最後の月経終了をもって閉経とする。このような事情のために、閉経は当人によっても回顧的に認知されるにすぎない。

そして「更年期」は、閉経を挾む一〇年間ほどの期間と定義されているのである。この曖昧な、しかも長期にわたる期間を、女性が何らかの心身の不調と無縁に過ごすことは事実上ほとんどあり得ない。それらの不調が、医師から「更年期のせいだ」、つまり閉経と関連しているといわれれば、当の女性もそれを否定するのはむずかしい。

### 女性側の要因⑵

第二に、この時期の女性の患者願望が考えられる。性別役割分業体制下の家庭の主婦にとって、子どもの巣立ち後には然るべき役割が用意されていなかった。中高年期は母役割の喪失に加えて、若さの喪失、夫やその親族との関係での気苦労、将来への展望をもてないことなどが、得体の知れない不安としてつきまとう時期となった。一方、雇用者として就労する女性や独身の女性が置かれている環境も性差別的なものであり、恵まれたものとはいえなかった。「更年期」とは、そのような背景のもとで女性たちが抱く不安や空虚感を、病いとして取り込むことによって成り立ったものとも考えることができる。そして女性たちには、病気と認定されることによってかえって安心するという側面もあったのではないだろうか。第1節で分析対象とした論文群の中にも、患者が苦痛を訴えているのに対して、医師の側は、病気から治ろうとする気がないとか、更年期障害という診断は患者を安心させるようであるとか、患者の方で更年期障害にしがみついているとしかいいようがない、などと考えている症例報告がみられる。このような症例では、むしろ女性たちの方が、医師以上に「更年期障害」の診断を求める場合があることを示唆するものであろう。形容しがたい不安に悩まされる者にとって、名称（あるいはラベル）を獲得することは、たとえそれが病名であっても、自分が何者かになれた、あるいは特定のカテゴリーに入れたことを意味する。そこは社会的に認められた居場所であり、自分を確認できる感覚をもつことができる場である。

**女性側の要因(3)**

「更年期」の成立と普及を考える上で欠かせないのが、私的場面で「更年期」を語る女性たちの存在である。

K・プラマーは、ゲイやレズビアン、レイプ被害者などのカミングアウト・ストーリーをシンボリック相互作用論の観点から、権力、コミュニティー（「聞いてもらうコミュニティー」）、アイデンティティーという文脈で論じているが、日常生活で交わされる「更年期」のストーリーも、プラマーの提示する流れに沿って理解することが可能である。プラマーによると、ストーリーは共同行為（joint actions）であり、その成立のためには誘導者（coaxers：時には指導者［coachers］や強制者［coersers］）が重要な役割を果たす。また、ストーリーが盛んになるためには、耳を傾けてくれるコミュニティーが必要である（K・プラマー、桜井厚・好井裕明・小林多寿子訳『セクシュアル・ストーリーの時代――語りのポリティクス』新曜社、一九九八年、四〇―四二頁）。

中年期以後の人生を「更年期」という言葉とまったく無縁に、その語を口にすることなく過ごす女性もいるかもしれないが、実際にはそういった女性はきわめて少数であろう。患者となる者もならない者も「更年期」を語る――ある場合には病気自慢のように、またある場合には「苦しみ（suffering）、切り抜け（surviving）、克服（overcoming）した」話として（同書、三〇頁）。「更年期は何ともなかった」とか「更年期（障害）は軽かった」といった語りも、「更年期」を構築するレンガの一片である。

女性たち自身が、「更年期」のストーリーを聞いてくれる、あるいは互いに聞き合うコミュニティーを形成し、それが拡大してきた背景には、前項で述べた中高年期女性の社会的立場が大きく関わっているであろう。そして、私的場面で「更年期」を語る女性たちにとっても、「更年期」医療は目に見えない誘導者、言い換えれば仕掛け人的存在となっている。そのような語りの中の「更年期」や「更年期障害」は、病気として捉えられているというよりは、むしろ人生途上でのエピソードのようなものかもしれない。しかし、それらも「更年期」医療の中に患者として立ち現れる女性たちの語りの底辺をなしている。

プラマーはもっぱら私的場面で語られるストーリーを扱っているが、わが国の「更年期」の場合、マス・メディアを通して流される有名人の「更年期」ストーリーも、広範な影響を与えずにはおかない（たとえば、女優の木の実ナナ氏、作家の落合恵子氏、内科医師で「女性成人病クリニック」も開業する村崎芙蓉子氏、その他多数の著名な女性たちが自らの更年期体験、その克服のストーリーを女性誌などで語っている）。マス・メディアは、それらの語りのためのコミュニティーを供給しつつ、誘導者の役割をも果たしているのではないだろうか。

ストーリーは、支配的な文化を強化し、現状維持的なはたらきをすると同時に、そうした文化に疑問を投げかけもする（同書、三七九頁）。目下わが国においては、医療モデルに則った「更年期」ストーリーが、私的会話においてもマス・メディアにおいても圧倒的支配を誇っている。しかし、今後の「更年期」の行方は、どのような語りがより支配的になるか、医学モデルに対抗するようなストーリーが現れるかどうか、にかかっているといえるであろう。

次節では、「更年期」の医学モデルに対して異議申し立ての活動を展開している、米国などのフェミニストたちの動向に目をむけることとしたい。

## 3 米国等における「更年期」とフェミニズムからの異議申し立て

### 米国における「更年期」医療

第1節で、日本の「更年期」医療が米国の影響のもとに展開してきたことを述べたが、米国など英語圏において二〇年近くの歴史をもつ、「更年期」の存在への疑問視や「更年期」医療批判の動きは、まだわが国において目立った影響を及ぼしてはいない。

以下にフェミニズムからみる「更年期」と、それに対する批判の主要なポイントを紹介する。

米国では、日本に先立つこと二十年余、一九三〇年代にすでに合成エストロゲン剤が実用化されており、閉経期に現れやすい心身の不調とエストロゲンとを関連づけた「更年期」医学モデルができあがっていたという（S. E. Bell, "Changing ideas : the medicalization of menopause," *Social Science & Medicine*, Vol. 24, No. 6, 1987, pp. 535-536）。米国における「更年期」の医療化の時期については、一九三〇年代とする見方と一九六〇年代とするものとがあるが、少なくとも概念のレベルでの医療化は一九三〇年代から四〇年代にかけて起こっていると考えられる（*ibid.*, p. 535）。

一九六〇年代の米国では、まず一九六六年にR・ウィルソンが『永遠に女らしく』（Robert Wilson, *Feminin Forever*, M. Evans and Company, 1966）を出版して、一大センセーションをまき起こすことになった。彼は閉経は女性の本質を脅かす機能障害であり、更年期女性は「生きながらにして朽ちる（'living decay'）」とまで表現したが、そのホルモン欠乏状態はエストロゲン補充療法によって難なく解決され得るとし、強力にそれを推奨した（F. B. McCrea, "The politics of menopause : the discovery of a deficiency disease," *Social Problems*, Vol. 31, No. 1, 1983, pp. 112-114）。一九六〇年代後半から一九七〇年代前半にかけては、エストロゲン補充療法（実際にはプロゲステロンとの併用も含む）を推奨する論文や記事があふれ、エストロゲンは合衆国において五番目に多く処方される薬剤になったという（*ibid.*, p. 114）。しかし、一九七〇年代後半に至って、エストロゲン投与と癌の発症との関係が問題とされるようになり、従前から存在したエストロゲン補充療法批判に拍車がかかることとなった（*ibid.*, p. 115）。以来現在に至るまで、ホルモン補充療法の効果と副作用をめぐって医療専門家たちの間で熱い議論が交わされている。

**「更年期」批判**

一方、一九八〇年代に入って、フェミニスト的視点に立つ医療人類学、社会学、歴史学、そして時には医療領域の女性研究者たちからも、「更年期」医療に対する批判が活発に発表されるようになった。それらの研究が指摘する主要なポイントは、次のようなものである。まず「更年期」医療は、生殖機能の終焉をもって「女としての終わり」とみなし、若さや生殖性を失った女性を貶めるような性差別的女性観に依拠していること、そして中高年期女性の悩みを医療化し、独占的に医師のみが扱うことのできる問題とすることによって、そこに存在する「政治性をはぐらかして（depoliticized）」（S. Coney, *op. cit.*, p. 22）きたこと、また閉経を自然の老化現象と捉えず、閉経後のエストロゲン量低下状態を病気（欠損症、deficiency disease）とみなし、女性すべてを生まれながらの患者（natural patient）として医療の統制下に置こうとすること（F. McCrea, *op. cit.*, p. 111）、「更年期」医療が女性の福祉を標榜しつつ、実は医療自身の利益に動機づけられていること（S. Coney, *op. cit.*）などである。医療人類学の研究は、文化圏によって「更年期障害」の兆候とされる熱感などの発生状況や意味づけが異なり、更年期症状は文化的につくり出され得ることを示唆している（M. Lock, "Culture and menopause, the lecture at the 9th International Menopause Society : World Congress on the Menopause, Yokohama, Japan," 1999）。

アプローチや方法は多様であるが、これらの研究に通底するのは、「更年期」が強い政治性をもつ社会的構築物であることを指摘している点である。このような「更年期」批判の動きに対して、「更年期」医学の専門家からは「専門家以外からの情報に頼ることは非常に危険なことだ」とする「警告」が発せられている（"Menopause," *Newsweek*, May 25, 1992, p. 45）ことは興味深い。

以上、本章では「更年期」および「更年期障害」が、女性が置かれている歴史的、社会的文脈の中で、医療と女性たちによってつくり出された社会的構築物であることを明らかにしてきた。ここで、改めて「更年期」の中核をなす閉経の意味を考えてみたい。

閉経は女性の身に起きる自然の現象であって、その体験自体は女性にとって肯定的にも受け取られ得る。月々の煩わしさや望まない妊娠への懸念から解放される、「女らしさ」の呪縛から解放されるといった意味づけも可能であろう。しかし、「更年期」医療は、閉経を生殖能力の喪失、若さと結びついた美しさや女らしさの喪失、老いへの入り口、といった否定的意味づけのみを強調してきた。「更年期（crimacteria）」の語はわが国へ導入された当初から、語源的な意味、つまり「生活の変化（change of life）」という中立的な意味ではなく、「更年期障害」とパッケージされたネガティブな意味のみを担って広く普及することとなった点は留意しておく必要がある。

今日では性別役割分業への見直しが進み、社会的経済的に力をもつ女性が増加してきている。また女性の結婚観や家庭における夫と妻の役割にも変化が生じ、中高年期の意味も繰り返し検討されてきた。女性の老いへの意識にも徐々に変化が起きてきている。しかし「更年期」や「更年期障害」は、それが医学の概念であるために、当面はわが国においてその妥当性が揺らぐ気配はなく、女性をとりまく社会環境の変化とは無縁に健在である。そして、新しいエストロゲン・モデルは、閉経期の女性ばかりでなく、老年期の女性たちをも巻き込んで、より多くの女性を医療の支配下に置きつつある。

一方、男性の状況に目を転じると、フェミニズムの成果が社会に浸透し、男性はさまざまな既得権を放棄しなければならなくなった。さらに、現在わが国では経済の陰りも加わって、男性受難の時代といわれている。そのような時期に、新たに「男性の更年期」も構築される動きが見え始めてきた（「老化――もうオヤジとは呼ばせない」『ニューズウィーク』一九九六年二月二五日、六六―七三頁）。B・フリーダンは『老いの泉』の中で「更年期」をめぐる一連の議論の概略を紹介し、疫学者J・B・マッキンリーの次のようなコメントを紹介している。「疫学的、心理学的、臨床的根拠はないにしても、二〇〇〇年までに男性更年期症候群が存在するようになると思う。ちょうど更年期の女性たちに対する治療と同様に、利潤追求のために、高齢男性の治療に強い関心があるからである」（B・フリーダン、山本博子・寺澤恵美子訳『老いの泉　下』西村書店、一九九五年、一六八頁）。このような米国での動きは、わが国においても徐々に影響をみせつつある。今後「男性更年期」の構築活動も興味深い研究対象となるであろう。

最後に、本章は筆者の「更年期」に対する違和感が原点となっているために、分析が批判的な視点からのものとなった。しかし、今日のエストロゲン補充療法については、筆者の中でその誘惑と副作用への怖れとが拮抗している。次には、そのような拮抗を原点として、エストロゲン補充療法をめぐる論争の分析を試みたい。

## 参考文献

J・I・キツセ／M・B・スペクター、村上直之・鮎川潤・森俊太郎訳『社会問題の構築――ラベリング理論をこえて』マルジュ社、一九九二年

黒田浩一郎編『現代医療の社会学』世界思想社、一九九五年

K・プラマー、桜井厚・好井裕明・小林多寿子訳『セクシュアル・ストーリーの時代――語りのポリティクス』新曜社、一九九八年

徳岡秀雄『社会病理の分析視角』東京大学出版会、一九八七年

R・J・トロイヤー／G・E・マークル、中川伸俊・鮎川潤訳『タバコの社会学――紫煙をめぐる攻防戦』世界思想社、一九九二年

B・フリーダン、山本博子・寺澤恵美子訳『老いの泉』西村書店、一九九五年

山本祥子「更年期の構築――医療が描く女性像」『女性学年報』第一八号、一九九七年、七八―八七頁

S. E. Bell, "Changing ideas: the medicalization of menopause," *Social Science & Medicine*, Vol. 24, No. 6, 1987, pp. 535–542

S. Coney, *The Menopause Industry: How the Medical Establishment Exploits Women*, Hunter House, 1994

F. B. McCrea, "The politics of menopause: the discovery of a deficiency disease," *Social Problems*, Vol. 31, No. 1, 1983, pp. 111–123

# 第9章　メディアで語られる健康
## ——沢内村の語りの構図——

馬込武志

## 1　「健康な村」としての沢内村

「こんな素晴らしい村があっていいのだろうか」

これは、「保健医療の村」として名高い、岩手県和賀郡沢内村を紹介した『沢内村奮戦記』（あけび書房、一九八三年）の「はじがきにかえて」に書かれた一文である。

岩手県和賀郡沢内村が「保健医療の村」として有名になったきっかけは、一九六二年以来、幾度となく乳児死亡率ゼロを達成したことである。さらに沢内村は乳児・老人の医療費を無料（患者自己負担分を村が負担する）にしたこと、三五歳以上五九歳までの全村民を対象とした人間ドックに代表されるような徹底した健康管理などでも有名である。

東北の一寒村にすぎなかった沢内村が日本で初めて乳児死亡率ゼロを達成し、さまざまな賞を受賞した。そして沢内村には毎年多くの視察者が訪れている。沢内村はまさに「健康な村」づくりにおいてモデルとされている村なのである。

そこで賞賛されるのは、老人医療費無料化をはじめとする先進的な医療制度、あるいは乳児死亡率ゼロといった輝かしい業績である。これらのことは近代医療の積極的介入によって成立している。従来の公衆衛生学などの沢内村に対する評価はこの点を評価したものといえる。

ここでは、新聞資料を用い、沢内村の語りについて検討を行う。「健康な村」沢内村がメディアで語られる際の構図はどのようなものであろうか、この検討によって健康を語る一つのパターンを析出させてみたい。

ここで資料としたものは、沢内村についての情報が多いと思われる岩手県の地元紙である『岩手日報』である。『岩手日報』は一八七六年に創刊された地元紙で、発行部数は二三万部（二〇〇〇年六月現在）である。岩手県立図書館にマイクロフィルムとして所蔵されている一九六二年から一九九三年の『岩手日報』のうち、沢内村に何らかの言及がある記事をピックアップし資料として使用した。引用記事は『岩手日報』の朝夕刊である。とくに断りがなければ朝刊の記事である。

## 2　賞賛の時代――「乳児死亡率ゼロ」という業績と「明るさ」という効果

乳児死亡率ゼロを達成する前の沢内村は、日本で一番乳児死亡率が高かったという。後に生命村長と呼ばれ、乳児死亡率ゼロ達成の中心になった深沢晟雄が村長に就任した一九五七年の沢内村は出生一五八に対して出生後一年以内の死亡が一一で、乳児死亡率六九・六（出生一〇〇〇対）であった。つまり、沢内村で赤ちゃんが一〇〇〇人生まれたとして、約七〇人の赤ちゃんが一歳の誕生日を迎えることなく死んでいたわけである。

岩手県和賀郡沢内村は秋田県との県境の山深いところにある。ここは日本でも有数の豪雪地帯である。普通でも二―三メートル、多いときには四メートルもの雪が積もるという。以前の沢内はこの豪雪と貧困（当時沢内村の一〇％の世帯が生活保護を受けていた）と多病（高い乳児死亡率）の三重苦を背負っていたといわれている。

貧困のため医者に見せるのは手遅れになってから、老人もどこか身体が悪いのが当たり前で、医者には見せなかった。それゆえ、若い者も医者にかかるのを遠慮するといった状況であった。たとえ医者に見せるとしても冬期は豪雪のため患者の搬送に手間取った。

また、この貧困が乳児死亡率を押し上げていたという指摘もある。一九五七年に深沢村長の要請で初めて訪れて以来、何度も沢内村を訪れたという日本医師会長武見太郎は初めて沢内村を訪れたときのことを以下のように回想している。

　夕方おふろに入れというのでふろに入ったらなんとドロドロのふろだった。体を動かすと泥のような黒いものが着いてくる。そして臭気ふんぷんたるもの。そこですぐ上がった。どういうふろのたき方をしているかと聞いたら、体をふろの中で洗って、それをお金がないから肥料に使うのだという。赤ちゃんが生まれたらどうするのか聞いたら、そこで産湯を使わせるという。それでは感染症をすぐ起こす。乳児死亡率が高い原因はそこですぐわかった。(一九八一年九月一九日)

この三重苦に挑戦したのが深沢である。深沢は村長に就任後の初議会で後に「生命村長」「生命行政」と呼ばれるきっかけとなった演説を行っている。

まず第一に私は、沢内村の野蛮条件をすべてに優先して解消しなければならないと思います。生まれた赤ちゃんがコロコロ死んでいく。ここはニューギニアの奥地ではないのです。月ロケットが飛ぶ時代に医者にかからず死んでいく生命があることを私たちは見つめなければならない。政治の基本は生命の尊重であります。(一九六五年三月二日)

深沢村長は、これらの悪条件の改善を目指した。まず、乳児死亡率半減、冬期交通確保をまず目標に据えた。赤んぼうの話をするかと思えば、こんどはまず冬に道づくりするという。ありゃ気違いとおんなじだという評判が村中でたったという。

しかし、厳しい財政状況のなか、除雪用のブルドーザーを買い足していき、冬でも道路の通行が可能となった。また、受診が経済的事情で妨げられないよう、一九六〇年に六五歳以上の高齢者に国保の十割給付、一九六一年には乳児と六〇歳以上の高齢者に国保の十割給付を行った。

十割給付によって乳児の受診率が高まったことと、村長がどんな会合でも「みなさんの赤ちゃんは元気ですかー」といいつづけたことなどが「全村に急速な育児運動を巻き起こしていった」（一九六五年三月四日）という。その結果、一九六二年に乳児死亡率ゼロを達成した。

当時岩手県は全国で乳児死亡率がもっとも高く、岩手県国保連では「乳児死亡率半減運動」を行っていた。そんななかで、沢内村が乳児死亡率ゼロを達成したことは「乳児死亡率半減は真剣に取り組めば、かならずできるという教訓を生んだ」（一九六三年二月一六日）とされ、「私たちは百五十万県民の一人一人に呼びかけたい。『沢内に続こう。すこやかな赤ちゃんを育てよう』と——」（一九六五年三月一一日）といわれるまでになった。

この乳児死亡率ゼロの達成は、医療費の無料化だけでなく、医療関係者の努力の成果として説明されている。まず、関係者として最初に取り上げられるのが、深沢村長であろう。彼は、乳児死亡率ゼロ達成による厚生大臣表彰を受けたことに対して行われた新聞のインタビューに対して、以下のように答えている。

　五、六年ほど前から国民健康保険による診療は本人たると家族たるを問わず十割給付にすべきだと訴えてきたが、県や国は冷淡だった。県や国がそんな態度なら、沢内村独自の力でやってみせるとファイトを燃やした。（一九六三年一二月一七日）

深沢村長の次に取り上げられているのが保健婦である。保健婦はさまざまな活躍をしたが、何度も紹介されているのが、「赤ちゃん救出雪中行軍」の話である。ある夫婦が生まれて一月も経っていない赤ちゃんを真冬に山奥の炭焼き小屋へ連れて行った。吹雪のなか、二人の保健婦が遭難を省みず赤ちゃんを里へ連れ戻しに行くという話である。当時のようすを当事者である保健婦は以下のように語っている。

息をするのもできないほど強いふぶきでした。視界がとざされ道がよくわからず、何度も休みながら登り続けたのです。たよりにしていた犬が歩けなくなり、すぐ私たちの足元にもぐり込もうとするので心細いかぎりでした。それでもせっかく一度は助かった赤ちゃん（この赤ちゃんは雪のなかで生まれている―筆者挿入―）を死なしてはいけないと思いながら必死でした。（一九六五年三月六日）

このほかにも、相次いで肺炎を起こし入院することになった双子の赤ちゃんを、休むまもなく盛岡の病院へ送ったケースも取り上げられている。この保健婦の場合、「医大の入院保証金を自分のポケット・マネーで立て替えたり、家族の感情問題をなだめたりして親身もおよばない世話を続けた」ことが「輝かしい死亡ゼロの記録をつくること」につながったと評価されている（一九六五年三月七日）。

一九六〇年代前半の沢内村についての主たる語りをまとめてみると、村長が交通を遮断する雪と戦い、「きちがい村長」といわれても、国や県に冷たくされてもファイトを燃やしてがんばることで、そして保健婦は遭難を省みず献身的に努力を重ねることで乳児の命を守ったというものであるといえよう。

乳児死亡率ゼロを達成した後も沢内村では、「日本一の健康村」づくりを目指して、村民一人残らず「生まれたときから死ぬまで」の健康状態を記入したカルテを作り、これを元に村民の保健対策をたてる。また、健康広場を設け、全村民バレーボール運動を展開する。その健康広場には各種の遊具も設けて村民の体質改善もはかることを計画しているという（一九六三年七月一〇日）。
そんな沢内村のようすについて新聞では以下のように述べられている。

かつて病人が多く、乳児死亡率も高くて貧乏にあえいでいた村民は健康モデル村に生まれ変わって村内に明るさがみなぎり、豊かな村づくりに総力をあげている。（一九六四年一〇月二八日）

明るさがみなぎり、豊かな村づくりに邁進していた沢内村だが、一九六〇年代も後半になってくると保険財政の問題が指摘され始める。一歳未満の乳児の医療費無料化、六〇歳以上の高齢者の医療費無料化による受診率の上昇と度重なる医療費の値上げにより沢内村の国保財政が悪化し、国保保険料の引き上げか、老人医療費を給付する年齢の引き上げかを迫られていたが、沢内村では国保保険料が一世帯あたり一万九〇〇〇円と県下でも高く、「低所得者の多い同村の事情から、これ以上税負担はむずかしい」という（一九六八年一月二二日）。

この国保財政の危機報道以来、沢内村についての記事は、乳児についてよりも六〇歳以上の医療費無料などの高齢者についてのものが多くなっていく。一九七三年に老人医療費が全国的に無料化されたこととも関係があると思われる。

一九七〇年代における沢内村の新聞記事は、全国的に広まった老人医療費無料化のパイオニアとして村を描いている。とくに一九七三年から始まった全国的な老人医療費無料化は沢内村の施策（一九六〇年に六五歳以上の医療費自己負担分十割給付）が「原点」となったところによるものである。沢内村ではこの老人医療無料化によって医療費が下がったこと、村が「明るく」なったということがその効果としてあげられている。

たとえば「いわて老人の周辺　沢内村の医療福祉　ガマン老人が減る　費用最低、村民明るく」というタイトルの記事（一九七五年九月九日）では、老人医療費無料化によって受診者数が増加し、各自治体は財政難になっているにもかかわらず、沢内村では大幅な黒字を計上し、健全財政であることが述べられている。その理由について記事では「自分の健康は自分で守る」という意識が全村民に定着していること、早期発見、早期受診が徹底していることがあげられている。このことについて村の担当者である厚生課長は「病気をしても医者にかからない〝ガマン老人〟が減り、ちょっとでも変だと思えば、早めに治療を受けるため、重症の患者が少ない証拠」と述べている（一九七五年九月九日）。

このことについて病院の増田院長（当時）は「病院が長い間、健康教育をやり、なるべく医者にかからないよう指導してきた結果なので収入減は当然だ。逆にいえば、村の国保会計が、黒字になったことであり、それだけ村民の懐に残る、と考えていい。それにしても、老人医療が十割給付になって、老人はもとより村全体が、すごく明るくなった」（一九七五年九月九日）と述べている。

このころには「問題」となっていた病院の赤字について増田院長は、病院の努力が足りないことの結果ではなく、むしろ病院における保健活動の成果であることを強調している。院長は老人医療費無料化によって村が「明るく」なったことも指摘している。

実はこの「（とくにお年寄りの）明るさ」は沢内村を語るときに必ずといっていいほど出てくるタームなのである。この記事でも「明るさはバスの中で、路上で、そして病院でも、はっきりと確認できた。

村のどこにも健康的で明るい笑顔があった」と述べられている。

さらに「明るさ」で象徴的なのが記事の写真である。ある写真では四人の女性が病院の玄関の前で笑っているものである。その写真には「糖尿病で通院する○○さんの楽しみは仲間との談笑だ」（一九七五年九月九日）とのキャプションがついている。この写真は糖尿病の患者が仲間と談笑しているところを写した写真だ。沢内村ではたとえ病気にかかっていても明るくしていられる。それは医療費がかからないからである。そのことをこの写真は語っているともいえる。

ところで、一九七〇年代は行政と病院と住民の関係に変化があったと読み取れるような記事が掲載されている。一九七二年二月一日付け夕刊の記事である。『岩手日報』夕刊に掲載された「大県づくりと過疎」という特集で「過疎のゆううつ」というタイトルがついていた記事である。その記事の見出しは、「住民だれでも平等に」「沢内病院も転機に立つ」というものである。そこでは、沢内病院の増田医師が村当局の人口集中地域への病院移転に関する「近代化、合理化」案を以下のように批判している。「過疎地域だから、予算がないからと役所はきまり文句のように言うが、ただそれだけなら、ソロバン勘定、採算性だけでものごとを言っているのと同じだ。医療はあくまでも住民に平等に質のいいものを与えるべきではないのか」

増田医師による批判の矛先は住民にも向けられている。「村民は決して現在の医療に満足し切っているはずがない。だれかがやってくれるという、あまったれた気持ちなのか。自分たちの病院でありながら、よりよい改善に努力しようという気がみられない」と述べ、村の現状を「医療を一種の〝ほどこし物〟という考え方が出始めている。これは〝車もあるし、盛岡の医者にでもいってみてもらうべえ〟といった村人たちの気持ちが如実に現している」と指摘している。

増田医師の村当局や住民に対する批判の内容についてこれ以上のことは書かれていない。ただ、それまでの報道とはかなり雰囲気を異にする記事である。この記事は、一枚岩だった行政‐住民‐病院の関係に不協和音が聞こえ始めていることを示していることは間違いないであろう。

また、沢内村では一九六二年に乳児死亡率ゼロを達成して以来、何度か乳児死亡率ゼロを達成している。その要因も一九六〇年代は関係者の努力のみで説明されていたが、一九七四年に乳児死亡率ゼロを達成して深沢賞（岩手日報社が乳児死亡率ゼロを達成した市町村に送る賞）を受賞したときの記事には、「生活の近代化」が乳児死亡率ゼロの達成に寄与している（一九七四年六月二〇日）と、関係者の努力以外の要因がおそらく初めて述べられた。

## 3　対立の時代――国との対立・村内の対立

一九八二年八月一七日に老人保健法が成立し、国レベルの老人医療費無料化が廃止（施行は翌一九八三年二月一日）された。その去就が注目された沢内村では、「沢内村老人クラブ連合会」から出された「十割給付（医療費無料化）」の陳情を村議会全会一致で採択（一九八二年一二月二二日）し、一九八三年一月二五日に村議会で正式に老人医療費無料化の継続を議決した。そして、国レベルでは廃止されたものの沢内村では老人医療費無料化を続けることになった。一九八二年を中心とする一九八〇年代の沢内村に関する記事では、この老人医療費無料化に関連した記事が多く見られる。

一九八〇年前後から、政府は老人医療費無料化の実施によるとされる医療費の増加に対応するため、老人医療費無料化の廃止について言及し始める。国の政策は沢内村にも影響を与える。沢内村の太田村長（当時）は「健康こそ幸福追求の基盤だ。村民の経済を考えると、村はこの姿勢を崩すわけにはいかない。有料にすれば受診者が減り医療費の行政負担が少なくなると考える国の発想は間違いで、あくまで叫び続けていく」と述べており、増田院長も「膨れ上がる医療費は医療を施す医師側に責任のあることに国は気づいていない」と「乱療放置」を指摘している（一九八一年六月二三日）。この村長と院長の弁に代表されるように、この時期、記事の論調は「老人医療費無料化は早期受診を促がし、結果として医療費を抑制することになる」というものが多くをしめている。

たとえば、『『老人医療』を沢内に学ぶ」と題された記事（一九八一年八月一八日）では「国、県に先がけての多くの保健、医療の村費負担を行ってきた同村は全国にも『生命を守る村』として名高い」と沢内村を紹介し、老人医療費無料化によって「受診率が高いのに一件当たりの医療費が低く、村全体として安い医療を実現している。……軽い症状で診察を受け、結果として医療費が安くついている」と説明している。さらに、第二臨調もこの「医療費の安さ」について沢内村で調査を行っている。

しかし、一九八二年に老人医療について患者本人に自己負担を求める「老人保健法」が成立し、多くの自治体で行われていた老人医療費無料化を廃止するように政府は指導をはじめる。政府は老人医療費無料化を続ける自治体に対しては国庫補助金削減などの強硬措置を検討するということも噂されていた。この結果、沢内村と同じように老人医療費無料化を行っていた自治体のほとんどは、老人医療費無料化の制度を廃止した。

こういった状況のなかで新聞では老人医療費無料化の維持を呼びかけていると思われる報道を続けていく。前出の「『老人医療』を沢内に学ぶ」という記事では、二戸郡浄法寺町においても、老人医療費無料化のおかげで医療費の伸びを小幅に抑えることに成功したことをあげている。つまり、老人医療費の無料化による医療費の軽減は沢内村の特殊事例ではないことを主張している。

沢内村が老人医療費無料化を決定後、報道には「沢内村対政府」といった構図が現れ、それが記事の中心になっていく。とくに一九八二年一二月一二日付の記事では、タイトルも「沢内の老人医療無料継続　国の〝圧力〟をはね返す」とセンセーショナルなものとなっている。

内容も「国は七十歳以上の医療費に一部自己負担を導入、各自治体にも無料制度をやめるよう指導を強めているなかで、『地域医療を守る』と、国に〝屈服しない〟姿勢を打ち出した意義は大きい」や「（政府は―筆者挿入―）上乗せ福祉を行っている自治体に対しても老人保健法の趣旨に反しないように――と患者の一部自己負担導入を迫る強い指導に乗り出している」のに対して「沢内村が無料制度継続を打ち出したのは、……国の〝圧力〟をはねのけ、地方自治の原則に徹したものと言える」と高く評価し、沢内村と同じように老人医療費無料化を行っている自治体が「国の指導、老人保健法のしばりがあるので……」と後退していくなかで「沢内村の無料制度継続は〝英断〟であることを物語る」となっている。沢内村は、「地方自治の原則」に則って「地域医療を守り」、国の圧政にも「屈服」せず、「圧力をはねのけ」「英断」を推し進めるという。まさに地方自治体の鑑のような存在として描かれている。

さらに、沢内村において老人医療費無料化継続が正式に決まったことを伝える記事（一九八三年一月二六日）には、「厚生省は批判的だが全国に誇れる成果」という見出しがつき、村長の「沢内村は無料化によって村民の健康づくりを進め、効果を上げてきた。有料化によって医療費抑制する意味がない」との発言を掲載している。

また、老人医療費無料化によって沢内村には「健康な老人層が増え」「明るい村づくりにも大きく貢献した」と報じている記事（一九八二年一二月二三日）もある。つまり、老人医療費無料化によって老人の「健康」が保たれているというのである。

独自の保健医療政策を展開してきた沢内村だが、一九九〇年代になるとその記事にも変化が出てくる。病院の赤字が新聞に再三取り上げられるようになるのである。一九九三年には特集として取り上げられている。

赤字経営を続ける病院経営について「病院とそれを支える村当局、村議会との『微妙な意識のずれ』（一九九三年一月一六日夕刊）があるという。病院は村議会と対立関係にあるという。その対立とは、経営健全化への努力を求める議会側と「経営改善の努力というものはない」とする病院長との「経営努力」をめぐるものである。また、病院は村当局との関係も良好ではなくなっている。村は「厳しい財政事情」を訴え、定年退職した保健婦の補充を行わないといった人件費の抑制を行った。このことが病院と村との間に軋轢を生んでいるという。

この対立についての報道は両論併記の形で書かれているが、「保健医療の分野は『合理化』できない」（一九九三年一月一八日夕刊）という村民の意見で締めくくっている記事もある。さらに、特集では最後にこの対立について、「『医の倫理』を守ろうとする病院側と『経営の論理』に視点を当てる村当局、議会側との摩擦」（一九九三年一月二二日夕刊）とまとめている。

これらの対立については、保健医療の分野ではなく、福祉分野の問題としても取り上げられている。ある大学教授をして「沢内村に医療はあるが福祉はない」といわしめるほど、沢内村では福祉サービスについての十分な提供が行われてこなかったという。しかし、保健医療サービスが福祉サービスを補ってきたという。とくにこの「対立報道」のなかで「福祉的」サービスとして取り上げられているのが「越冬入院」である。越冬入院とは雪深い沢内村で「神経痛などに悩まされるお年よりは、冬になるとなかなか自宅から出られない。こうした村民たちの体調を維持し、寝たきりにさせないための予防を兼ねた一定期間の入院」のことである。記事では、この越冬入院についても採算性の問題から見直しを求められていることが紹介され、「福祉の心までも『合理化』しかねないところまできている」と評している（一九九三年一月二〇日夕刊）。

また、一九九三年に当選した内記村長は「病院の経営健全化」をその施政方針にかかげ、その「健全化」の内容の一つに「CTなどの高度の医療機器を導入」することをあげている（一九九三年三月三一日）。このような高度の医療機器の導入は今までの、投薬、注射、検査などをできるだけ控えるという病院の方針とコンフリクトを起こす可能性がある。

このように、一九九〇年代になると、沢内村についての記事は一九八〇年代にはあまり論議されてこなかった「財政」の問題で終始するようになる。この薬漬けや検査漬けにしないという「良心的医療」は、一九八〇年代には高く評価されたポイントであった。「良心的医療」は結果として医療費を安くするからである。しかし、医療費が安い分、病院の赤字は増えていった。この病院の赤字が問題とされたわけだが、この問題を取り沙汰する人たちも現在提供されているサービスそのものを削減するということを主張しているわけではない。やはり「健康」政策を後退させるわけにはいかないのである。ただ、その政策を行うための財政的裏付けが必要とし、人件費の抑制やより高い収入が見込まれるであろう高度医療の導入を主張している。

新聞では、以前からも「財政問題」は取り上げられていた。しかし、医療・保健サービスの内容にまで踏み込んだ論議は一九九〇年代になって初めて出てくる。健康政策と財政問題、医療費問題が「考えるべきこと」とされ始めたといってよいであろう。

しかしながら、「病院経営の健全化」を求める声を紹介しながらも「(医療は)合理化できない」「医の倫理」「福祉の心」といった対抗言説を紹介している。「合理化できない」ということは、事業の赤字に対する人件費抑制といった「経営の論理」があてはまらないという主張であり、また「倫理」「心」といったある意味では「(経営の)論理」と相反するような概念を持ち出すことによって「健康は金より大事」ということを主張している。

## 4　医療費か安心か——見過ごされている構図

一九六〇年代は「改善すべきことが明確であった時代」であったといえよう。この時代は悲惨な状況が関係者の努力によって改善されていったのである。

一九七〇年代には悲惨な状況の改善が進み、みんなが明るく、安心して暮らせるようになったようすが語られていた。その一方で、改善すべき方向が見えにくくなった時代ともいえるであろう。この時代に注目されていたのは「老人医療費無料化」であった。医療費が無料であれば、医療費のことを心配する必要がない。家族などに気兼ねすることなく診療を受けることができるという安心感がある。そのことが「健康に気遣う」ことや老人（患者）の「明るさ」として語られる。また、心身に変調を来したとき、医療費が無料であれば早期に受診する。早期受診は疾病の早期治療につながる。その結果医療費が安くなるという構図で沢内村の「老人医療費無料化」政策は大きな支持を受けた。そして全国的に老人医療費が無料化されていったのである。

しかし、この構図が後に問題になる。健康、安心、明るさと医療費がトレード・オフの関係として描かれたからである。患者自身が支払う医療費が低ければ低いほど患者の安心（健康、明るさ）が増すと捉えられていたのである。確かに沢内村では、老人医療費は再三再四取り上げられるように他地域に比べて低かった。老人医療費が安いということは、老人が診察を受ける沢内病院では収入減を招く。そこで村は病院に財政投入を行っているのである。つまり、ある意味では「高福祉・高負担」を行っているにもかかわらず、「無料化と安心・健康・明るさ」「無料化と医療費の低下」の構図だけが一人歩きしていたのである。

この後、沢内村についての議論はこの医療費問題に収斂されていってしまう。一九八〇年代にはこの「老人医療費無料化」が議論の中心になっていった。全国的に行われた老人医療費無料化の結果、医療費が増大するという沢内村と逆の現象が起きてしまう。そして、一九八二年に老人保健法が成立し、老人医療費無料化という国家政策は終焉を迎える。そして一九八〇年代はこの政府の政策に対して異議を唱える際のシンボルとして沢内村が登場する。政府は、老人医療費無料化廃止後も、独自で老人医療費無料政策を行っていた自治体に対して指導を行った。もちろん沢内村もその対象となったが、「国の圧力」にも「屈服しない」姿勢で無料化を「守った」自治体として描かれる。そこでも「無料化と安心・健康・明るさ」「無料化と医療費の低下」の構図が使用されている。

一九九〇年代にはこの構図の裏にあった「財政投入」の問題が噴出してくる。とくに沢内病院の財政悪化である。沢内病院では「過剰な」検査や投薬は行わないという（いわゆる）良心的医療が行われてきた。そのことが医療費を低く抑える働きをしてきた。しかし、冬季は陸の孤島となっていた沢内村も交通網が整備され、村外への移動も容易になった。その結果住民たちは沢内病院だけでなく、県都盛岡の病院なども受診するようになった。村外の病院は必ずしも医療費を安く抑えるというわけではないので、国保の支出の増大を招くことになり、国保が病院財政の赤字を支持することの困難を招く。このことは病院の赤字体質の改善を求めることに接続していったと考えられる。しかし、この時代の語りは「病院財政の問題」にかたよっているのである。

この沢内村の語りの歴史を行政・住民・病院という三者関係で追えば、三者それぞれの関係がその都度問題にされている。深沢村長が作り上げた行政・住民・病院という三者が連携して、三重苦を克服（とくに乳児死亡率ゼロを達成）したことで沢内村は評価されていた（一九六〇年代）。しかし、「老人医療費無料化」が話題化されると、沢内村への賞賛は続くものの、三者の良好な関係にかげりが見え始める。病院が行政を批判する記事も書かれた（一九七〇年代）。その後全国的に老人医療は無料化されるものの、一〇年を経て全国的な無料化は廃止される。無料化をやめさせたい政府に対して無料化継続を主張するということが行われていたこの時代は「政府と沢内村」の対立に焦点が当たっていたといえよう（一九八〇年代）。そして、七〇年代と同様に病院の赤字財政をめぐって「行政と病院」が対立している構図が描かれている（一九九〇年代）。

メディアに表れた「素晴らしい村」は住民の健康を守るために劣悪な条件を克服し、政府と対峙し、村の内部でさえも、闘い続けている。それゆえに、「素晴らしい」とされるのであろう。また、その語りは健康を阻害するものと健康を守るために奮闘している沢内村という二項対立なのである。それは健康が多様な概念なのにもかかわらず「病気でない状態」として、単純化されてしまうことと似ている。

メディアのなかで「健康」を語る際にはこの闘いから逃れられないのかもしれない。

### 参考文献

及川和男『村長ありき　深沢晟雄の生涯』新潮社、一九八七年
太田祖電・増田進・田中トシ・上坪陽『沢内村奮戦記』あけび書房、一九八三年
菊地武雄『自分たちで生命を守った村』岩波新書、一九六八年
指田志恵子『生命満つる里』ぎょうせい、一九八九年
前田信雄『岩手県沢内村の医療』日本評論社、一九八三年

# 索　引

## ア　行

## サ　行



## タ　行

## ヤ　行



## ラ　行



## ワ　行



## A～Z

執筆者紹介

**的場智子**（まとば・ともこ）

現在，奈良女子大学大学院人間文化研究科博士課程在学中。専攻領域：医療社会学。主要業績：「病者と患者」（進藤雄三・黒田浩一郎編『医療社会学を学ぶ人のために』世界思想社，1999年），「医療システム論・試論：患者団体研究のための理論的考察」（『奈良女子大学社会学論集』第７号，奈良女子大学社会学研究会，2000年）など。

**梅澤陽子**（うめざわ・ようこ）

1998年，奈良女子大学大学院文学研究科社会学専攻修士課程修了。専攻領域：家族社会学，医療社会学。主要業績：「母子関係の形成過程に関する社会学的考察――NICU 入院を体験した事例から」（奈良女子大学大学院修士論文，1998年）など。

**山本祥子**（やまもと・さちこ）

1988年，大阪市立大学大学院生活科学研究科博士課程単位取得退学。現在，神戸市立看護大学短期大学部ほか非常勤講師。専攻領域：家族社会学。主要業績：「更年期の構築：医療が描く女性像」（『女性学年報』第18号，日本女性学研究会，1997年），Ｔ・ハーシ『非行の原因：家庭・学校・社会へのつながりを求めて』（共訳，文化書房博文社，1995年）など。

**馬込武志**（まごめ・たけし）

現在，佛教大学大学院社会学研究科博士後期課程在学中。専攻領域：医療社会学，社会福祉学。主要業績：「医療と権力」（共著，『医学哲学医学倫理』12号，1994年），「学校給食」（鵜飼正樹・永井良和・藤本憲一編『戦後日本の大衆文化』昭和堂，2000年）など。

「社会学と医療」研究会
〒 530-0047
大阪市北区西天満 4-11-8-308
TEL ＆ FAX 06(6366)5402

## 執筆者紹介（執筆順）

黒田浩一郎（くろだ・こういちろう）
後掲（奥付）の「編者紹介」を参照。

美馬達哉（みま・たつや）
1997年，京都大学大学院医学研究科博士課程修了。現在，京都大学医学部助手。専攻領域：医療社会学，医療人類学，大脳生理学。主要業績：I・ブラウニング他『エイズ時代――アメリカからの警告』（訳，つくばね舎，1993年），「軍国主義時代」（佐藤純一・黒田浩一郎編『医療神話の社会学』世界思想社，1998年）など。

佐藤純一（さとう・じゅんいち）
1985年，大阪大学大学院医学研究科博士課程単位取得満期退学。現在，高知医科大学教授。専攻領域：医療社会学，医療思想史，医学概論。主要業績：『医療神話の社会学』（黒田浩一郎との共編著，世界思想社，1998年），『文化現象としての癒し』（編著，メディカ出版，2000年）など。

三島亜紀子（みしま・あきこ）
現在，大阪市立大学大学院生活科学研究科博士課程在学中。専攻領域：社会福祉学。主要業績：「社会福祉の学問と専門職」（大阪市立大学大学院修士論文，1999年）など。

小野尚香（おの・なおか）
1996年，大阪大学大学院医学研究科博士課程修了。現在，大阪大学医学部学部内非常勤講師。専攻領域：衛生制度，公衆衛生制度。主要業績：「野口英世」（佐藤純一・黒田浩一郎編『医療神話の社会学』世界思想社，1998年），「近代日本における仏教看護活動――仏教系看護婦養成施設にみる特徴（その1）」（『佛教大学総合研究所紀要』第8号，2001年）など。

**編者紹介**

黒田浩一郎（くろだ・こういちろう）

1986年　京都大学大学院文学研究科博士後期課程学修退学。
現　在　神戸女学院大学総合文化学科教授。
専攻領域　医療社会学。
主要業績　『医療社会学を学ぶ人のために』（進藤雄三との共編著，世界思想社，1999年）
「民間医療と正統医療の地政学的『関係』」（佐藤純一編『文化現象としての癒し』メディカ出版，2000年）など。

医療社会学のフロンティア—現代医療と社会—

2001年 3 月10日　第 1 刷発行　　定価はカバーに表示しています

編　者　黒《くろ》　田《だ》　浩一郎《こういちろう》

発行者　高　島　国　男

世界思想社
京都市左京区岩倉南桑原町56　〒606-0031
電話 075(721)6506(代)
振替 01000-6-2908


（共同印刷工業・藤沢製本）

ISBN4-7907-0863-2

# 『世界思想ゼミナール』について

自然は、人間のために存するのではない。また、人間が自然にさからうことは許されない。自然は人間には関わりなく、動いているのである。この単純なことを、環境に慣れすぎてみおとしてしまったり、厳しい人間の世界の止むを得ないかも知れない必要性から、自然をみる目が狂ってしまって、恰も、人力で自然をかえうるがごとき錯覚をもったりするところに、人間の破局が訪れてくる。それは、精神的とか物質的とか問わずにやってくるのである。

「世界思想ゼミナール」は、人間が本来の姿にかえることを、眼目においている。つまり、人間という生物を中心とする生態系のそれぞれの系に相当するところの、政治・経済・社会・文化・科学などについて、深く思索し、さらに問いたずねて、その上で、自然と調和し、均衡をもった人間の世界を作りあげてゆくところの、いとなみの一助であることを切望している。このことが、はじめて「世界思想」の名にそむかぬユニークなゼミナールを可能にすると信ずる。